育龄期人群体质养生指导

张晓天　王琳茹　主编

科学出版社

北京

内 容 简 介

在育龄期做好体质的调养,不但能增加生育的机会,而且对胎儿的健康也有很大帮助。但是现代育龄期男女,受到工作压力大、饮食习惯不健康、精神压力繁重等因素影响,均可能引发身体机能的不协调,久而久之就会对生育能力产生不同程度的影响。本书以中医"治未病"思想为指导,结合当代育龄期男女的体质特点,提供科学的体质调养方法,为不同体质的育龄期人群提供适宜的养生方案。

本书适用于各体质育龄期人群,尤其是为备孕阶段的人群提供参考。

图书在版编目(CIP)数据

育龄期人群体质养生指导 / 张晓天,王琳茹主编.
—北京:科学出版社,2016.11
(慢性病体质养生指导系列丛书)
ISBN 978-7-03-050547-7

Ⅰ.①育⋯ Ⅱ.①张⋯ ②王⋯ Ⅲ.①育龄妇女-保健-基本知识 Ⅳ.①R173

中国版本图书馆 CIP 数据核字(2016)第 268860 号

责任编辑:朱 灵
责任印制:谭宏宇 / 封面设计:殷 靓

科 学 出 版 社 出版
北京东黄城根北街 16 号
邮政编码:100717
http://www.sciencep.com

南京展望文化发展有限公司排版
上海叶大印务发展有限公司印刷
科学出版社出版 各地新华书店经销

*

2017 年 1 月第 一 版 开本:A5(890×1240)
2017 年 1 月第一次印刷 印张:5
字数:88 800

定价:28.00 元
(如有印装质量问题,我社负责调换)

《育龄期人群体质养生指导》
编辑委员会

主　编　张晓天　王琳茹

副主编　童国庆　徐　冰　吴晶晶

编　委（按姓氏笔画排序）

王　莹　石　磊　丘俊鑫

丛晓凤　朱蕴华　张雯蛟

郑　珏　俞而慨　顾　煜

高燕申　郭丽雯

丛 书 序

　　20世纪初,四明医院(曙光医院前身)延医施诊;21世纪初,曙光医院已发展成为位列上海十大综合性医院的三级甲等综合性中医院、上海中医药大学附属医院,从四明医院慈善济困开始,到如今"大医德泽、生命曙光"医院精神的秉持,百年传承中,曙光人始终将"未病先防、既病防变"的中医"治未病"理念作为自己的服务宗旨。从健康俱乐部到健康宣讲团,从曙光中医健康热线到杏林讲坛,弘扬中医药文化、普及中医药知识一直是曙光人不懈努力的方向。

　　近日,曙光医院拟整合现有资源,实施"中医药文化科普教育基地建设工程",建设目标是实现科普教育的整体策划、分步推进、资源联动,产生规模效应,探索建立中医药科普教育的多维立体传播模式。该项目成功入选"上海市进一步加快中医药事业发展三年行动计划(2014年—2016年)"建设项目。此外,曙光医院还承担了由上海市中医药发展办公室部署的"中医健康素养促进项目"。在这两个项目的建设要求中,科普读物的编写和出版均为重要组成部分。

　　欣闻本院治未病中心的医务人员积极编写"慢性病体质养生指导系列丛书"，因而欣然同意纳入我们的科普建设项目，并愿意给予各方面的支持。

　　曙光医院治未病中心是以人类健康为中心，开展个体化预防、保健和诊疗服务，普及"未病先防"的中医健康理念，实施中医体质评估、健康体检、健康咨询指导和综合治疗的临床科室。科室除承担医教研任务外，大力开展中医药科普教育和培训工作，是道生四诊仪上海中医药大学培训基地、WHO 上海健康科普教育基地，同时还是"治未病"进社区的主要推动实施者。这次"慢性病体质养生指导系列丛书"的编写，正是他们在亚健康人群及常见慢性病人群健康管理方面所具备深厚实力的又一次展现。

　　我相信无论是慢性病患者、健康关注者还是临床医务人员，这都是一套十分值得阅读的好书！

上海中医药大学附属曙光医院党委书记

2015 年 7 月

前　言

　　养生保健是中华民族优秀的文化瑰宝,是一门内容十分丰富的学问。几千年来,我们的祖先对养生保健作过许多精辟的论述,并积累不少成功的经验,成为人类珍贵的遗产。当今随着生活水平的提高和国家二胎政策的开放,人们对优生优育的要求越来越高,而中医特色疗法以其丰富的理论体系、可靠的临床疗效,通过调理人体状态来达到治疗预防疾病的目的,体现了中医特色的诊疗与预防体系。中医治未病,防重于治,同时结合养生保健和健康调养的学术思想,越来越受到人们的重视。

　　本书在编写过程中,力求紧密结合当代育龄期青年男女经常遇到的、急需了解和解决的问题,作出较详尽的阐述,力求为育龄期青年提供科学、实用、系统的养生保健参考,在阐述体质养生时,力求做到内容通俗易懂,语言简洁明快,适合广大育龄期青年及其他读者阅读。

　　由于编者水平有限,加之科学技术的不断发展,书中难免会有一些偏颇之处,敬请读者见谅与斧正。

目 录

第一章
中医体质初识

体质及体质学说的概述

体质是由先天遗传和后天获得所形成的,人类个体在形态结构和功能活动方面所固有的、相对稳定的特性,与心理性格具有相关性。

针对体质的定义,目前公认的是王琦教授提出的体质概念,即上述的体质的定义。还有一种认可度较高的是匡调元教授提出的人类体质是人群及人群的个体在遗传基础上,在环境的影响下,在其生长、发育和衰老过程中形成的功能、结构与代谢上相对稳定的特殊状态。

个体体质的不同,表现为在生理状态下对外界刺激的反应和适应上的某些差异性,以及发病过程中对某些致病因子的易感性和疾病发展的倾向性。具体包括:

(1)身体形态发育水平:体型、身体姿态、营养状况等。

(2)理化功能水平:即机体新陈代谢功能及人体各系统、器官的工作效能。

（3）身体素质和运动能力：即身体在生活、劳动和运动中所表现出来的力量、速度、耐力、灵敏、柔韧等身体素质以及走、跑、跳跃、投掷、攀登、爬越、悬垂、支撑等运动能力。

（4）心理状态：包括本体感知觉能力、个性、人际关系、意志力、判断力等。

（5）适应能力：对外界环境以及抗寒耐暑的能力，对疾病的抵抗能力。

中医认为，生命是一个动态的过程，健康是一个"阴平阳秘"的动态平衡状态，人生活在自然和社会环境中，人体的生理机能和病理变化，必然受到自然环境、社会条件的影响。人类在适应和改造自然与社会环境的斗争中维持着机体的生命活动，因此要"法于阴阳，和于术数"，顺应自然环境、社会环境和生命变化的内在规律。体质虽然是一个相对稳定的特征，但也会随着饮食、起居、运动等生命活动的节奏及变化时间、空间的移易而改变。

育龄期，从字面上来讲，指的是可以生育的年龄段，不仅限于女性，男性同样有育龄期。中医对"育龄期"的描述，可见于《黄帝内经·素问》"……女子二七，天癸至……月事以时下，故有子；女子七七……天癸竭，地道不通，形坏而无子也""丈夫二八，肾气盛，天癸至……故能有子；丈夫八八，天癸竭……"。由此可见，中医理论对育龄期的定义是，女性在14～49岁的年龄段，男性则是指16～64岁的年龄段。不同的个体有不同的体质，不同的易感性，不同的症状表现,不同的生理功能紊乱程度。通过中药调理改善体质,及时遏制亚健康状态的发展,并促进机体向健康状态转变是非常重要的。20～30岁是生育的最佳年龄,但在这个时间段,各种社会环境因素、饮食生活习惯、工作压力等的影响,都有可能导致卵子、精液质量下降,影响到生育。在当今中国,育龄期人群的亚健康状态已经成为一种普遍的社会问题,而对于育龄期人群的体质养生也将成为二十一世纪中医学需要关注的焦点。

体 质 的 分 类

古代中医体质分类

《灵枢·阴阳二十五人》将阴阳和五行结合,从而把体质分为25种体质,是最早的中医体质分类方法,并从多方面描述了每种体质的基本特征。《伤寒论》中提到了平人、强人、瘦人、羸人、湿家、喘家、呕家、淋家等不同体质的人。明代张介宾明确将体质分为阴脏型、阳脏型、平脏型三类。朱丹溪提出了"痰湿体质"。

现代中医体质分类

现代学者对于中医体质的分类,主要有两种分类法。一是王琦的九种体质分类法,将体质分为平和质(A型)、气虚质(B型)、阳虚质(C型)、阴虚质(D型)、痰湿质(E型)、湿热质(F型)、血瘀质(G型)、气郁质(H型)、特禀质(I型)9种;二是匡调元将人体体质分成六个主型分类法,即正常质、倦㿠质、燥红质、迟冷质、腻滞质、晦涩质。

根据中华中医药学会2009年4月9日发布的《中医体质分类判定标准》,将体质分为平和质、气虚质、阳虚质、阴虚质、痰湿质、湿热质、血瘀质、气郁质、特禀质九个类型。

九种体质特征简述

平和质:饮食正常、睡眠好、二便通畅、性格开朗,社会和自然适应能力强。

气虚质:疲乏无力,声低懒言,易出虚汗,容易呼吸短促,性格内向,胆怯易惊。

阳虚质:畏寒怕冷,手脚发凉,不敢吃凉的东西或者吃了凉的东西容易腹泻,性格多沉静、内向。

阴虚质:自觉手脚心发热,面颊潮红或偏红,皮肤干燥,口干舌燥,容易盗汗,经常大便干结,性情急躁。

痰湿质:腹部松软肥胖,皮肤易出油脂,汗多黏腻,眼睛浮肿,容易困倦,性格温和稳重,善于忍耐。

湿热质:面鼻油腻,易生痤疮,口气严重,容易大便黏滞不爽,小便发黄、比较浓,性格多急躁易怒。

血瘀质:牙龈易出血,两颧、眼睛常有红丝,皮肤常干燥、粗糙,唇面发暗,常有身体疼痛,容易健忘,性情急躁。

气郁质:食欲不振,形体消瘦,性格忧郁脆弱,经常闷闷不乐、多愁善感。

特禀质：对某种物质有过敏现象，比如花粉过敏或者某种食物过敏，又称特禀型生理缺陷、过敏。这类体质基本等同于过敏体质，多是遗传所致。

体质调理与中医养生

体质调理的作用

体质调理是中医"治未病"思想的具体应用，中医"治未病"思想最早源于《黄帝内经》，核心理念主要是未病先防、已病防变和瘥后防复三个方面。未病先防是在身体健康时对可能发生的疾病的预防，依据中医天人相应的基本原则，运用中医的预防措施和手段在心理、生理等层面进行干预调整，从而使机体达到"阴平阳秘"的平衡状态；已病防变是针对已经处于疾病状态的机体，在治疗已病脏腑的同时依据中医阴阳学说、五行传变理论，对未病的脏腑提前进行干预，防止疾病进一步转变并促使疾病向痊愈方向转变；瘥后防复是对刚刚痊愈的机体，通过各种中医调养手法增强机体的抵抗力防止疾病再次发生或感染其他疾病。

体质的形成受先天、年龄、性别、精神状态、生活及饮食条件、地理环境、疾病、体育锻炼、社会等众多因素的影响。

辨体质是养生的重要原则，在养生时应首先全面了解人的社会、生活、精神、体质状态,应注意区别体质的肥瘦、寒温、强弱,而不能一概而论的进行养生活动;"治未病"更是《黄帝内经》中重要的养生思想。"治未病"首先应该把重点放在平时的养护和调摄上,调畅情志,调节饮食,采取主动措施,防止疾病的发生。正如《素问·四气调神大论》中所强调的"是故圣人不治已病治未病,不治已乱治未乱,此之谓也"。要想有效地预防疾病,必须了解个体体质的差异,在此基础上进行有针对性的纠偏调补。

中医体质养生原则

在体质养生中,辨别体质是养生的前提,养生是辨别体质的目的。体质养生是理论基础,也是中医体质学说和中医养生学的理论,主要有两大基本原则,一是整体养生,二是辨别体质养生。

整体养生

整体养生基于整体原理,即人体五脏为中心的统一整体、人体形神合一的整体、人体与自然环境相统一的整体、人体与社会环境相统一的整体,并依此确定相应的养生指导原则,即协调脏腑经络、养形与养神相统一,养生与自然相统一,养生与社会相统一。在实践中,根据整体思想,认识养生对象的生理或偏颇状态,在整体养生的各指导原则下,综合其他因素,确定相应的养生法则和养生方法。具体地说，就是要认识各脏腑系统阴阳的盛衰偏颇、精气血津液的盈亏，在养生时注意各系统相互协调，以达到整体"阴平阳秘"认识形与神之间的相互关系，注意形神共养注意自然环境对养生对象的影响，在养生时顺应自然重视社会环境对养生对象的影响，在养生时主动适应社会，维护健康。

人若能顺应自然而养生，各种生理功能便可循其常性，节律有序而稳定，机体则处于阴阳和谐的健康状态；若违逆自然，则各种生理功能节律紊乱，适应外界变化和防御抗邪能力减弱，而易罹患疾病。

辨别体质类型养生

辨别体质养生是中医养生的重要原则之一。中医体质学及治未病思想为辨别体质养生提供了重要的理论依据。

在养生中也应重视体质，进行辨体施养，依据不同体质来确定相应的养生法则，选择合适的养生方法。在辨体养生中调节偏颇体质，促进健康平和体质，维护人体的阴阳平衡。

第二章
育龄人群的中医体质特点

随着生活水平的提高和国家二胎政策的开放,人们对优生优育的要求越来越高,然而高龄准父母所占的比例也逐步增大。目前以医学检查为主的孕前保健及产前诊断已经无法满足现代人们追求的优生的要求,孕前父母亲的体质状态与胎儿的先天禀赋密切相关,有调查发现计划妊娠妇女中偏颇体质所占比例较高,且偏颇体质的类型也与易罹患的妊娠并发症以及胎儿先天性疾病有关。所以,通过个性化的有效的孕前、育前中医体质保健,可以减少妊娠并发症的发生,有利于改善孕期母婴的健康状况,对提高出生人口素质具有重要的意义。

育龄期男女的中医体质特点

《黄帝内经》云:"女子三七肾气平均,故真牙生而长极;四七筋骨坚,发长极,身体盛壮;五七阳明脉衰,面始焦,发始堕;六七三阳脉衰于上,面皆焦,发始白;七七任脉虚,太冲脉衰少,天癸竭,地道不通",又"丈夫三八肾气平均,筋骨劲强,故真牙生而长极;四八筋骨隆盛,肌肉满壮;五八肾气衰,发堕齿槁;六八阳气衰竭于上,面焦发鬓斑白;七八肝气衰,筋不能动;八八,天癸竭,精少,肾脏衰,形体皆极,则齿发去"。这里所讲的"天癸"是指肾所藏之生殖之精,天癸的盛衰与人体的生殖功能有直接关系,男子天癸以肝肾为根,女子天癸以冲任为本。肾阴亏损,或肾阳虚衰,均能影响天癸的成熟进而影响冲任而发生妇科疾病,影响生育能力。育前男性正是阳气旺盛、正气足之时。

　　中医认为"虚、损、寒"是引起妇女不易受孕的三大病因,气血不足和胞宫虚寒是最常见的证候,通常伴有月经不调(以月经后期为多见)、带下异常及崩漏的症状。湿热、寒凝、痰阻、淤血等病理因素导致瘀阻胞络;脾肾两虚,肝气郁滞,冲任失调等引起脏腑经脉功能失调所致,其中肝肾精血不足尤为重要。肾虚和肝郁是导致女性不易受孕的病机本质。而"湿热、痰湿、血瘀"则是影响男性生育能力的病理因素,本质则是气虚、阴虚和气郁,现代男性普遍不节饮食,过食肥甘,湿热内生,困阻脾胃;加以生活工作压力以及不育所引致;情志内伤,肝郁乘脾,导致肝郁脾虚,脾失健运,则痰浊内生。若肝气郁久化热,甚则化火伤阴,暗损肝肾。气郁日久,必致瘀阻,若瘀阻与痰浊互结,则引致痰瘀阻络,足厥阴肝经循少腹,绕阴器,若痰瘀结于肝经则致精道郁积。以上的理论基础,为中医干预育龄人群提供了依据。

　　有文献在对大量育龄期人群调查时发现,育龄人群中,超过80％的人属于偏颇体质,因此,对于计划怀孕的夫妇或者想改善自身体质的育龄期男女性来说,针对自身体质特点,有选择性的选择对自身体质有利的中医干预方法显得尤为重要,事半功倍。

加强育龄期男女体质的必要性

有文献调查指出:① 单因素分析结果显示,影响女性生育能力的因素包括年龄、结婚年龄、民族、职业、文化程度、人均收入、身高、体重、月经规律情况、月经周期情况、月经量、痛经、继发性闭经情况、子宫疾病、卵巢疾病、输卵管疾病、宫颈疾病、阴道分泌物、阴道分泌物异味、盆腔感染情况、流引产次数、清宫术次数、药物流产次数、有无宫外孕、腹腔手术次数、精神病史、下腹疼痛史、长期服药史、两地分居、曾用避孕药、有害物质接触史、重大不良生活史、精神压力等。影响男性生育能力的因素包括职业、文化程度、人均收入、身高、体重、染色体情况、睾丸疾病、附睾疾病、输精管疾病、射精异常、高热史、精索静脉曲张、有害物质接触史、工作强度、高温作业、接触噪声、精神压力等。② 多因素分析结果显示,月经量、痛经、子宫疾病、输卵管疾病、清宫次数、分居、女方精神压力、男方职业、男方体重、男方睾丸情况等均对育龄期男女的生育能力产生不同的影响。

以上所述的诸多影响男女生育能力的因素,均与体质类型有密切的关系。国内诸多学者的研究均表明,湿热质、气虚质、阳虚质是引起男性生育能力下降或导致男子生殖功能障碍的主要偏颇体质类型。而引起女性生殖能力下降的偏颇体质以阳虚质、湿热质为主。体质是一片土地,平和质的土地上生长出的就是健康,偏颇体质的土地孕育出的则是亚健康甚至是疾病状态,通过调节体质状态,平衡阴阳,及时把"偏颇的土地"转变成"平和质的土地",才能从根本上切断潜在的致病因素,达到"优生优育"的目的。

第三章
中医特色干预疗法

　　中医特色干预疗法通过调理整个人体状态来达到治疗疾病的目的，其具有独特的理论体系，经过丰富的临床验证，同时也体现了中医特色干预医学治未病、防重于治、养生保健和健康调养的学术思想。中医特色干预疗法发挥的疗效有目共睹，越来越受到人们的重视，不仅在我国人民群众的日常生活之中应用和流传，而且在全国各大医院也被积极采用。在当今提倡返璞归真、回归大自然思想潮流的推动下，中医特色干预疗法逐渐得到越来越多的西方发达国家的承认和采纳，具有广阔的前景。

中 药 药 膳

　　食中有医，医中有食，在享受美食中，使其身体得到滋补，疾病得到治疗。药膳不是食物与药物的简单相加，而是在中医辨证配膳理论的指导下，由药物、食物和调料三者精制而成的一种既有药物功效，又有食品美味，用以防病治病、保健强身、延年益寿的特殊食品。因妇女自身特有生理特点和疾病规律，女性保健养生和治病疗疾都宜于药膳调理，药补不如食。在养生保健方面，有助于女性减肥、美容、美体、增白、抗衰、塑体等的药膳；在疾病治疗方面，女性痛经、不孕、先兆流产、产后诸病、更年期综合征、卵巢早衰、子宫肌瘤、盆腔炎等妇科疾病均可配合药膳调理。药膳不仅在妇科大病后的调补及慢性病长期调养中具有重要作用，而且在女性经、带、胎、产、乳各个特殊生理过程中，都可按照机体寒热虚实寒热以及女性不同生理周期的特点，选用不同属性的药膳来配合调养、治疗，既可未病先防，又可已病防变、愈后防复，起到事半功倍的效果。

在改善男性体质方面，药膳也起着举足轻重的作用。《素问·上古天真论》云："丈夫二八，肾气盛，天癸至，精气溢泻，阴阳和，故能有子。"然而，在现代快节奏生活中，男性生活工作压力大，常常面临肥胖、焦虑、失眠，甚至性欲下降、性功能减退等诸多问题，因为身体长期处于亚健康状态，导致了许多人肾气亏虚，肾阳不足，现下面临尴尬处境，实现古人"二八有子"的自然状态，有了困难。中药药膳可以改善青年男性"年富"但"力不强"的诸多亚健康问题，增强男性性欲，提高精子活动度、改善精液液化不全、治疗性腺或附腺炎症等方面，有着惊人的效果。

药膳的特点

注重整体，辩证施食

所谓"注重整体""辩证施食"，即在运用药膳时，首先要全面分析患者的体质、健康状况、患病性质、季节时令、地理环境等多方面情况，判断其基本证型；然后再确定相应的食疗原则，给予适当的药膳治疗。如气虚质的育龄期人群，宜服用补气类的药膳；痰湿质的育龄期人群，宜服用利湿消肿的药膳。

防治兼宜，效果显著

药膳既可治病，又可强身防病，这是有别于药物治疗的特点之一。药膳尽管多是平和之品，但其防治疾病和健身养生的效果却是比较显著的。田春赢等主张在排卵期，服用仙灵脾、仙茅、巴戟天、菟丝子、杜仲、当归、川芎、白芍、羌活、党参、荔枝核、紫石英、路路通等。以上诸药中除了使用仙灵脾、仙茅、巴戟天、菟丝子、杜仲等温肾之品外，还坚持使用了通乳温经散寒之品，如路路通、紫石英等，以增加受孕机会。徐福松主张育龄期男性服用黄精、枸杞、续断、菟丝子、紫河车、知母、黄柏、女贞子、何首乌、熟地、肉苁蓉、当归、露蜂等。此方是在古方基础上结合多年经验组合而成，以熟地、紫河车、何首乌等滋阴补肾，枸杞、肉苁蓉、菟丝子等填精固精，党参、黄精等补脾助运，共同发挥改善精液质量作用。同时根据身体情况适当加减，以提高疗效。

良药可口，服食方便

由于中药汤剂多有苦味，故民间有"良药苦口"之说。有些人，特别是育龄期女性多畏其苦而拒绝服药。而药膳使用的多为药、食两用之品，且有食品的色、香、味等特性；即使加入了部分药材，由于注意了药物性味的选择，并通过与食物的调配及精细的烹调，仍可制成美味可口的药膳，故谓"良药可口，服食方便"。

注意事项

药膳具有保健养生、治病防病等多方面的作用，在应用时须遵循一定的原则。药物是祛病救疾的，见效快，重在治病；药膳偏于养身防病，重在养与防。药膳在养生、康复中有很重要的地位，但药膳不能代替药物疗法。各有所长，各有不足，应视具体个人与病情而选定合适之法，因证用膳，因时而异，因人用膳，因地而异，不可滥用。

提高育龄期人群生育能力的药膳

女性

冬虫夏草羊肉汤

[用料] 羊肉 500 克，虫草 15 克，淮山药 75 克，枸杞 21

克,蜜枣 8 枚,生姜 6 片。

[**制法**] 把全部用料洗净,放入锅内,加清水适量,煲 1 小时,下盐调味食用。

[**功效**] 温补肝肾,益精壮阳。

[**主治**] 肝肾二虚,肾阳不足,阳痿滑泄,腰酸脚软,夜尿多频,精少阴冷不育,妇女带下,子宫发育不良。

百合甲鱼汤

[**用料**] 甲鱼 500 克,贝母、百合、前胡、知母、杏仁各 15 克,柴胡 9 克。

[**制法**] 将甲鱼内脏洗干净,出水去薄衣,切块,用少量油煎香;中药洗净。

把全部用料放入锅内,加清水适量,武火煮沸后,改文火煲 2 小时,下盐调味食用。

[**功效**] 补劳伤,壮阳气,大补阴之不足。

[**主治**] 女性肾阴不足,排卵异常。

◉ 男性

猪腰汤

[**用料**] 猪腰 1 双,杜仲、核桃肉各 50 克。

[**功效**] 补肾助阳,强腰益气。

[**主治**] 肾气不足引起的腰痛、乏力、畏寒、肢凉、小便频数、视物不清、阳痿、遗精。

牛鞭汤

[**用料**] 牛鞭 500 克,鸡脯肉 500 克,胡萝卜,青椒,料

酒,葱,姜。

[**制法**] 牛鞭用清水微火煮沸 4 小时,放入清水内漂凉,抠去尿道污物及表面筋皮,用刀加工成条状,再用清水、料酒、葱、姜汆煮几次。

把全部用料放入锅内,加清水适量,煲 1 小时,下盐调味食用。

[**功效**] 补肾扶阳,理虚益气。

[**主治**] 治虚劳癖瘦,胃呆食少,肾虚阳痿、遗精,腰膝酸软。

男女通用

淮山枸杞粥

[**用料**] 淮山药 10 克,枸杞 10 克,大米 50 克。

[**制法**] 将淮山药、枸杞、大米一起放在锅内,加水适量,武火煮沸后,文火慢煮成粥,即可食用。每周 3～4 餐。

[**功效**] 偏养肾阴。

韭菜炒鲜虾

[**用料**] 韭菜 250 克,鲜虾 400 克(去壳),大葱、姜、盐、黄酒适量。

[**制法**] 将韭菜洗净,切段;鲜虾洗净;葱切段,姜切末。在锅内放入植物油,油沸放入大葱,煸香后,再放虾、韭菜,烹入黄酒,连续翻炒至虾熟透,起锅即可食用。每周 2～3 餐,连用 2～3 周。

[**功效**] 偏养肾阳。

山萸核桃粥

[用料] 山萸肉 30 克,核桃肉 30 克(去皮切碎),粳米 60 克,白糖适量。

[制法] 将山萸肉择净,与粳米、核桃肉同入锅内,武火煮沸,文火煮粥,粥将成时放入冰糖,稍煮即成。早、晚分食,每周 2～3 次。

[功效] 偏养肾气。

芡实煮老鸭

[用料] 芡实 200 克,老鸭 1 只,姜、葱、盐、味精之类调味品适量。

[制法] 将老鸭宰杀后,除去内脏,择净血水;将芡实放入老鸭腹内。搁锅,加水,放入老鸭,煮沸后,文火炖至熟烂,加入调味品即成。吃肉喝汤,佐餐用,每周 1～2 餐。

[功效] 偏养肾阳。

中 药 药 茶

中医学认为,春饮花茶好,因为这种茶可散发冬天积在人体内的寒邪,浓郁的香茶,又能促进人体阳气生发,提神醒脑,清除睡意。尤其是对女性,有针对性地每天喝花草茶,能由内而外改善体质和肤质。

花草茶赏心悦目,果香四溢,入口回甘。它不同于一般的食补,气味难以下咽,调制过程复杂,花茶适合现代人在任何时间及场合饮用。花茶有一定的药用价值,如能根据个人的体质来对证饮用,将有助于提高身体免疫力,调理病证。

将适量益气补肾的中药与花茶共同炮制,既可品尝花茶的清新的口感,又可提高机体自身的生殖机能,可谓一举两得。

市面上常见花茶

茉莉花茶

茉莉花茶在各种花草茶中,香气最为醇厚,是春季饮茶之上品,有"去寒邪、助理郁"的功效。喝茉莉花茶除了可以安定情绪、振奋精神,还能健脾化湿、减轻肠胃不适及和胃止痛,对于女性的生理、生殖机能也有帮助,并能滋润肌肤、养颜美容、缓解痛经。

菊花茶

菊花具有养肝平肝、清肝明目的功效,特别适宜春季饮用。同时,还可排毒健身、驱邪降火、疏风清热、利咽消肿,对体内积存的有害化学或放射性物质有抵抗、排除的功效,还能抑制多种病菌,增强微血管弹性,减慢心率、降低血压和胆固醇,并有利气血、润肌肤、养护头发的美容之效。另可配合枸杞同服,更能增强养阴之力。注意:但因菊花性偏凉,故平素手足冰冷、脾虚、易腹泻者不适合饮用。

玫瑰花茶

玫瑰花性微温,并含有丰富的维生素,具有活血调经、疏肝理气、平衡内分泌等功效,对肝与胃有调理作用,并能消除疲劳、改善体质,适于春季饮用。此外,还能有效缓解心血管疾病,并能美容养颜,有助改善皮肤干枯,去除皮肤上的黑斑。平时取干玫瑰花6~10片,放入茶杯中,冲入热水,即可饮用,也可配上2颗红枣,或者加红糖,更能增添几分甜香,又添滋养气血之效。注意:玫瑰花茶有理气之效,因此经期慎用,以防行气活血导致月经量多。

勿忘我

勿忘我清热解毒,清心明目,滋阴补肾,养颜美容,补血养血,并能促进机体新陈代谢,延缓细胞衰老,提高免疫力,具有清肝明目,滋阴补肾,养血调经之功效。

百里香

百里香不但可以当作香料,而且有防腐杀菌的功能,还可以治疗呼吸系统的疾病。喉咙发炎或咳嗽时,不妨以热的百里香作为饮料。

⊃ 常用于泡制中药药茶的中药

菟丝子:味甘、辛,性平,是常用的补益中药,具有补肝肾、固精缩尿、益精明目、止泻、安胎等功效,既能提高精子活力又能保护卵巢,作用明确而温和,无明显毒副反应,是中医补肾、壮阳、固精之要药。

女贞子:性味甘、苦、凉,归肝、肾经。具有扶正固本、滋补肝肾、明目乌发的功效。《神农本草经》列之为上品,谓其"味苦平,主补中,安五脏,养精神,除百病"。既有雌激素作用又有雄激素类似物作用,具有双向调节的作用。

枸杞:性平、味甘,具有滋补肝肾,益精明目的功效。能提高男性血液中睾酮的含量,同时对女性有诱发排卵的作用。

适宜于不同体质的花茶

平和质:苹果花、柠檬片、月季花、枣片,健脾开胃,养心安神。

气虚质:人参花、黄芪、金盏花、枣片,调补气血。

阳虚质:太子参、茉莉花、人参须、红茶,温补阳气,散寒止痛。

阴虚质:西洋参、石斛花、百合花、麦冬,滋阴润燥,养阴除烦。

痰湿质:柠檬、郁金香、普洱茶、桃花,化痰利湿,理气消脂。

湿热质:野蔷薇、野菊花、大麦茶、昆仑雪菊,清热祛湿,消肿解毒。

血瘀质:玫瑰花、三七花、芍药花、枣片、红花、牡丹花,活血化瘀,调补气血。

气郁质:玫瑰花、月季花、薰衣草、洋甘菊、绿茶,疏肝理气,宽中解郁。

特禀质:洛神花、洋甘菊、百合花,调节免疫,预防疾病。

中 药 调 理

提高女性生育能力的中药

地黄、山药、山茱萸、菟丝子、枸杞、五味子、覆盆子及仙茅、仙灵脾、女贞子等药物能调节下丘脑—垂体—卵巢轴之间的反馈及负反馈作用,从而恢复内分泌调节轴的作用,逐渐恢复正常排卵功能。覆盆子、熟地黄有雌激素样作用,菟丝子作为温补肾阳之要药,作用于下丘脑—垂体—性腺轴的不同环节来调节机体的生殖内分泌活动,有雌激素样活性,能增加成年大鼠腺垂体、子宫的重量,增强卵巢受体功能并使受体部位数目明显增加,能增强垂体的反应性,调整释放,提高垂体的反应性和调节卵巢内激素受体水平,提示补肾对性腺轴的各个环节均有一定的调整作用。怀山药有显著增加去小鼠附性器官重量,显著改善肾阳虚小鼠体重及体温。说明其具有补肾、雌激素样作用。

提高男性生育能力的中药

菟丝子可显著促进精子的运动能力和膜功能,有利于治疗男性不育、精子畸形。女贞子对免疫功能具有双向调节作用,能促进机体的免疫功能,通过增强细胞表面受体活性,促进 T 细胞活动,发挥免疫作用。菟丝子、枸杞、桑葚等均有雄性激素及促性腺激素作用,对于精子生成和发育均有促进作用。精浆中锌、锰缺乏采用锌、锰含量较高的黄精、枸杞、仙灵脾治疗；精液不液化症与蛋白酶缺乏有关，可加入富含酶类药物如鸡内金、谷芽、麦芽、山楂、乌梅等，以提高疗效。

精子活动力差：仙茅、巴戟天、淫羊藿。

少弱精子症：龟板、牡蛎、黄精、制何首乌、熟地黄。

精液液化不全：黄柏、虎杖、土茯苓、车前子、茯苓、薏苡仁、王不留行、地龙、泽兰、天花粉、知母、麦冬、桑叶、生地黄、玄参、红藤。

性腺或附腺的炎症：金银花、紫花地丁、蒲公英、萹蓄、瞿麦、丝瓜络、百花蛇舌草、贯众。

免疫性不育：淮山、旱莲草、女贞子、蛇舌草、山萸肉、白芍、黄芪、知母。

配合作息、饮食调整，持续中医调理 3～6 个月以后，定期复查临床指标以及再次体质辨识，了解体质调理效果，以此提高男方生育力。

针对不同体质的中药

平和质：山药、大枣、枸杞，健脾和胃。针对育龄期有生育需求的男女可加：① 女性：仙灵脾、仙茅；② 男性：菟丝子、沙苑子。

气虚质：黄芪、山药、莲子，补气健脾。针对育龄期有生育需求的男女可加：① 女性：黄精、桑葚；② 男性：女贞子、沙参。

阳虚质：生晒参、太子参、干姜，温阳纳气。针对育龄期有生育需求的男女可加：① 女性：小茴香、艾叶；② 男性：覆盆子、牛鞭。

阴虚质：麦冬、山萸肉、石斛，补血滋阴。针对育龄期有生育需求的男女可加：① 女性：旱莲草、女贞子；② 男性：五味子、西洋参。

痰湿质：薏苡仁、茯苓、生白术，祛湿化痰。针对育龄期有生育需求的男女可加：① 女性：橘叶、玄胡；② 男性：仙灵脾、桑葚。

湿热质：竹叶、天竺子、生薏苡仁，清利湿热。针对育龄期有生育需求的男女可加：① 女性：泽泻、益母草；② 男性：车前子、蒲公英。

血瘀质：丹参、桃仁、红花，活血化瘀。针对育龄期有生育需求的男女可加：① 女性：玫瑰花、当归；② 男性：牛膝、熟地。

气郁质：柴胡、佛手、郁金，疏肝解郁。针对育龄期有生育需求的男女可加：① 女性：香附、枸杞；② 男性：香附、沙苑子。

特禀质：黄芪、白术、防风，补助正气。针对育龄期有生育需求的男女可加：① 女性：刺蒺藜、白芍；② 男性：山萸肉、菟丝子。

穴 位 按 摩

按摩即推拿，是常用到的一种治疗关节劳损、缓解疲劳紧张等疾病的中医特色疗法。穴位按摩是以中医学理论为指导，以经络腧穴学说为基础，以按摩为主要施治，用来防病治病的一种手段，是中医学的重要组成部分。穴位按摩具有刺激人体特定的穴位，激发人的经络之气，以达到通经活络、调整人的机能、祛邪扶正的目的。

注意：不要在过分饥饿或饱餐的情况下进行。同时，按摩时间不宜过长，一般控制在 5 分钟左右。

对育龄期男女来说，应着重选择一些具有补肾作用的穴位进行按摩，例如命门、肾俞、腰阳关等，在后文中会详细阐述。

穴位按摩常用的手法

按：用手指或手掌在皮肤或穴位上有节奏地按压。

摩：用手指或手掌在皮肤或穴位上进行柔和的摩擦。

推：用手指或手掌向前、向上或向外推挤皮肤肌肉。

拿：用一只手或两只手拿住皮肤、肌肉或盘膜，向上提起，随后又放下。

揉：用手指或手掌在皮肤或穴位上进行旋转活动。

搓：用单手或双手搓擦肢体。

注意事项

（1）进行腰腹部按摩时，应先排空膀胱。

（2）要采用适宜的手法，力度不宜过重，以受术者能耐受为度。

（3）按揉过程中，如有不适，应立即停止按揉，防止发生意外。

（4）按揉前应修剪指甲，以防损伤皮肤。

（5）怀孕的女性、月经期的女性，腹部不宜用重手法按摩。

禁忌证

（1）感染化脓的体表部位不适于按摩。

（2）癌变的部位不适合进行按摩。

（3）皮肤烫伤和皮肤划开出血处不适合按摩。

（4）传染病急性传染期不适合按摩，如肝炎、皮肤病、霍乱等。

（5）在饥饿和大运动量运动后不宜按摩，以防止发生晕厥。

艾 灸 疗 法

艾灸疗法的作用

调节阴阳：人体阴阳平衡，则身体健康，而阴阳失衡人就会发生各种疾病。艾灸可以调节阴阳补益的作用，从而使失衡之阴阳重新恢复平衡。

调和气血：气是人的生命之源，血为人的基本物资，气血充足，气机条达，人的生命活动才能正常。艾灸可以补气、养血，还可以疏理气机，并且能升提中气，使得气血调和以达到养生保健的目的。

温通经络：经络是气血运行之通路，经络通畅，则利于气血运行，防治营养物质之输引起的各种病证。

扶正祛邪：正气存内，邪不可干。人的抵抗力强，卫外能力强，疾病则不易产生，艾灸通过对某些穴位施灸，可以培扶人的正气，增强人防病治病的能力，而艾灸不同的穴位和部位可以产生不同的补益作用。

艾灸对于阳虚体质的育龄男女来说，有显著的补肾、增强生殖功能的作用。

艾灸疗法的适用病证

（1）寒邪内伏者。

（2）气虚下陷者。

（3）阴阳皆虚、结络坚紧者。

（4）沉寒、冷、无脉、阳绝者。

艾灸疗法的常用部位

关元

[注释] 又名丹田，任脉之穴，在脐下三寸处。关元穴是人体重要补穴之一。

[主治] 阳痿早泄、梦遗滑精、遗尿癃闭、小便频数、尿浊尿血等泌尿生殖系统疾病；月经不调、闭经、痛经、崩漏带下、产后出血、阴挺等妇科常见病；腹胀腹痛、腹泻痢疾、脱

肛便秘等胃肠系统疾病；各种疝气、浮肿、中风脱证、一切虚劳损伤、四肢厥冷等。

命门

[注释] 又名精宫，督脉之穴，在第 2 腰椎之下与脐相对，其气与肾通，是生命之根本，是维护生命的门户。

[主治] 五劳七伤、虚损腰痛、尿频、遗尿、阳痿、早泄及各种虚寒病证。

足三里

[注释] 在外膝眼下三寸一横指处。具有补益脾胃、调和气血、扶正培元、祛邪防病的功效，是养生保健的第一要穴。

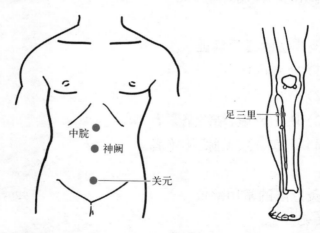

[主治] 胃痛、呕吐、呃逆、腹胀、腹痛、肠鸣、消化不良、泄泻、便秘、痢疾、咳嗽气喘、心悸气短、乳痈、失眠、癫狂、头晕、虚劳羸瘦、浮肿、膝痛、下肢痿痹、脚气等疾病。

神阙

[注释] 位于腹部脐中，有调理脾胃、祛寒壮阳之功。

此穴多用隔物灸。

[**具体方法**]以药末填脐,上放艾炷施灸。艾炷每次3～5壮,药末可选用肉桂粉、附子泥、蒜泥等。

中脘

[**注释**]又名太仓,任脉之穴,在脐上四寸处。具有调胃和中、补虚益气、健脾化湿之功效。

[**主治**]胃脘痛、恶心呕吐、呃逆、反胃、腹胀、腹泻、溃疡病、胃下垂、浅表性胃炎、胃痉挛、消化不良、肠炎、胃神经官能症等一切胃肠病证,虚劳百损,四肢乏力等证候。温和灸是最安全有效的方法,操作简便易学易会。

艾灸疗法的禁忌证

(1)面部穴位、乳头、大血管等处均不宜使用直接灸,以免烫伤形成瘢痕。关节活动部位亦不适宜化脓灸,以免化脓溃破,不易愈合,甚至影响功能活动。

(2)一般空腹、过饱、极度疲劳和对灸法恐惧者,应慎施灸。对于体弱患者,灸治时艾炷不宜过大,刺激量不可过强,以防"晕灸"。一旦发生晕灸,应及时处理。

(3)孕妇的腹部和腰骶部也不宜施灸。

刮　　痧

刮痧是传统的自然疗法之一,它是以中医皮部理论为基础,用器具(牛角、玉石、火罐)等在皮肤相关部位刮拭,以达到疏通经络、活血化瘀之目的。

刮痧常用于保健预防疾病、病后恢复、强身健体和减肥美容等。针对育龄期的人群,适应证有:泌尿系感染、妇科病证如痛经、闭经、月经不调、乳腺增生等。

刮痧的常用部位

刮痧可通过刺激体表相应经络穴位,改善气血流通状态,达到调节阴阳,温经活血,调整内分泌等功效。刮痧有明显的抑制和解痉作用,能增加血液灌流量,改善微循环,从而减轻或消除疼痛。

原发性痛经

[注释]原发性痛经多以寒凝、血瘀为主。

[刮痧部位]腹部:气海、关元、中极;下肢部:三阴交、血海;腰背部:肾俞、三焦俞、膀胱。

失眠

[注释]轻者寐困难或睡中易醒,时寐时醒;重者整夜不能入眠。

[刮痧部位]头颈部:百会、四神聪、印堂、神庭、攒竹、太阳、角孙、风池、鱼腰;上肢部:神门;下肢部:三阴交。

健忘

[注释]记忆力减退,遇事善忘的一种病证。

[刮痧部位]头面部:角孙、风池;背部:肺俞、脾俞穴;胸部:膻中、中府、神封;上肢部:天府、侠白、尺泽、太渊。

眩晕

[**注释**]目视发黑或眼花、视物模糊为目眩；头如旋转即感觉自身或外界景物旋转、站立不稳为头晕，二者常同时出现，故称眩晕，伴恶心、呕吐、出汗，甚至昏倒等症状。

[**刮痧部位**]头颈部：印堂、睛明、百会、风府；背部：脾俞、肾俞；腹部：气海、关元；上肢部：合谷、关元；下肢部：足三里。

刮痧的注意事项

（1）保持室内空气新鲜、流通，注意保暖，避免直接吹风。

（2）刮痧后最好饮用一杯温开水（淡盐水为佳），30分钟内忌洗澡，禁食生冷油腻食物；夏季刮痧不要对着风扇，冬季刮痧治疗后应注意保暖。

（3）刮痧后1～2天，如刮拭部位出现疼痛、痒、虫行感、冒冷/热气或皮肤表面出现风疹样变化等现象，均为正常。

（4）如用于美容时，可用具有润肤紧肤作用的刮痧油或膏，手法宜轻。

（5）下肢静脉曲张、下肢水肿的患者，刮拭方向应从下向上刮拭，用轻手法。

（6）保健刮痧和头部刮痧可不用介质，可隔衣刮，手法宜轻。低血压、特别怕痛的患者轻刮。

（7）再次刮痧时间需待上次痧疹消退（5～7天）后再进行。

（8）经过正确的刮痧治疗数次后，若病情没有减轻或反而加重，应去医院做进一步检查，并改用其他方法治疗。

（9）出现晕刮症状（表现为头晕、面色苍白、心慌、出冷汗、四肢发冷、恶心欲吐等）时，首先要冷静，立即平卧并饮用1杯温糖开水，迅速用刮板刮百会（重刮）、人中（棱角轻刮）、内关（重刮）、足三里（重刮）、涌泉（重刮），如无明显好转，要及时送往医院。

刮痧的禁忌证

（1）胸部乳头禁刮。

（2）孕妇腰腹部禁刮。

（3）皮肤病如溃疡、严重过敏、痣瘤、皮下有不明原因包块、新鲜的伤口禁刮。

（4）骨折部位禁刮。

（5）凝血机制障碍疾病如白血病、血小板减少等禁刮。

（6）空腹、过度疲劳、低血糖、过度虚弱和神经紧张患者忌刮。

拔　　罐

拔罐的原理

中医学原理

平衡阴阳：阳盛则热，阴盛则寒。发热是阳气盛实的表现,而寒战恶寒是阴气盛实的症状,在大椎进行拔罐能够治疗发热的疾病,而在关元进行则能治疗寒性的疾病。

调和脏腑:拔罐疗法通过结经络、穴位局部产生负压吸引作用使体表穴位产生充血、瘀血等变化,穴位通过以通过经络与内在的脏腑相连,从而治疗各种脏腑疾病。

疏通经络:拔罐疗法通过其温热机械刺激及负压吸引作用,刺激体表的穴位及经筋皮部,而穴位及经筋皮部是与经络密切相连的。所以,拔罐能够疏通经络,使营卫调和,祛除经络中的各种致病的邪气,气血畅通,筋脉关节得以濡养、通得,从而治疗各种疾病。

协助诊断:通过观察所有拔罐后体表的变化可以推断疾病的性质、部位及与内脏的关系。

祛除病邪:拔罐疗法因为以负压吸拔体表的穴位,不但能够开腠理、散风寒,而且还能调整脏腑经络的作用,鼓舞人体的正气,也有助于体内致邪气的排出。

双向调节:在临床取穴和拔罐方法都不变的情况下,拔罐疗法具有双向的良性调节作用。

现代医学原理

机械刺激作用:拔罐疗法通过排气造成罐内负压,罐缘得以紧紧附着于皮肤表面,牵拉了神经、肌肉、血管以及皮下的腺体,可引起一系列神经内分泌反应,调节血管舒缩功能和血管的通透性从而改善局部血液循环。

负压效应:拔罐的负压作用使局部迅速充血、淤血,小毛细血管甚至破裂,红细胞破坏,发生溶血现象。红细胞中血红蛋白的释放对机体是一种良性刺激,它可通过神经系统对组织器官的功能进行双向调节,同时促进白细胞的吞噬作用,提高皮肤对外界变化的敏感性及耐受力,从而增强机体的免疫力。其次,负压的强大吸拔力可使汗毛孔充分张开,汗腺和皮脂腺的功能受到刺激而加强,皮肤表层衰老细胞脱落,从而是使体内的毒素、废物得以加速排出。

温热作用:拔罐局部的温热作用不仅使血管扩张、血流量增加,而且可增强血管壁的通透性和细胞的吞噬能力。拔罐处血管紧张度及黏膜渗透性的改变,淋巴循环加速,吞噬作用加强,对感染性病灶,无疑形成了一个抗生物性病因的良好环境。另外,溶血现象的慢性刺激对人体起到了保健功能。

如果家庭理疗拔罐,建议使用真空拔罐。

拔罐的常用部位

足三里

中医经络学认为,足三里所属的足阳明胃经是多气多血之脉,循止重新到足,直通齐身,主要漫衍于头面、胸腹及下肢中侧的前缘。所以足三里可能有调理消化系统的功能,还可能有医治胃经循止所经过部位的病变和多种齐身性疾病,以及高血压、心脏病、胃肠病、糖尿病等病的作用。经常在足三里穴拔罐,便可起到保健作用。

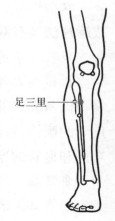

足三里

涌泉

涌泉是足少阴经第一个穴位,位于人体最下部足掌心处,体内干毒之正简单蕴集于此,没有简单排出,集腋成裘,阻塞经气,或随经气传至体内此外部位,造成很多疾病。涌泉穴拔罐可能有排出体内的干毒浊气,疏通足少阴肾经之经气的作用。肾气兴旺,人体细力充分,则齿固收乌,耳聪目明,延缓衰老。

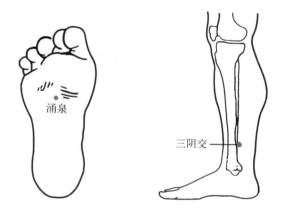

三阴交

三阴交是肝、肾、脾三条阴经交会之穴。肝藏血,脾统血,肾藏精,精血同源。肾为先天之本,脾为后天之本,先天之精有好过后天的滋养,后天之精有好过先天的促动。经常进行三阴交拔罐可调理肝、脾、肾三阴经之穴气,使先天之精兴旺,后天之精充分,从而到达安康长寿。

神阙

神阙是人体肚脐,它是人体保健及医治的重要穴位之一。胎儿经过脐带从母体中获取营养,所以被称为"生命之根蒂"。它是人体神气进出之门户,归属于任脉,为经气之海,五净六腑之本。经常在神阙穴处拔罐可起到健脾强肾,和胃理气,止气利水,散结通滞,活血调经的作用。

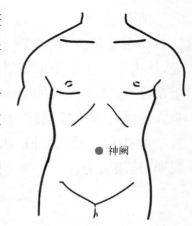

神阙

百会

百会位于头部中线与两耳背连线穿插点。其作用是平肝熄风,清热开窍;升阳益气,醒脑宁神。此穴拔罐或常推拿对脑血管病的预防和医治有明隐功能。

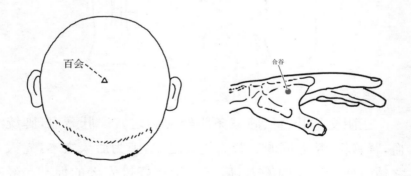

百会

合谷

合谷

合谷就是"虎口"的部位,有清泄阳明,祛风解毒,疏经通络,镇痛开窍之功用。经常拔罐可使牙齿安康,也可能有医治牙痛、脸部疾病的作用。也能保持黏液便疏通,有利于排出毒物、兴料，起到养颜、抗衰老的感化。

拔罐的注意事项

（1）拔罐时应保持室内空气清新，夏季避免风扇直吹，冬季做好室内保暖，避免感受风寒。

（2）注意清洁消毒。施术者双手、受术者拔罐部位均应清洁干净或做常规消毒，拔罐用具必须常规消毒。

（3）瘀血、小水珠、瘙痒、拔罐可以使皮肤局部出现小水泡和出血点等现象，均属正常治疗反应。一般阳证、热证多呈现鲜红色瘀斑；阴证、寒证多呈现紫红色或淡红色瘀斑；寒证、湿证多呈现水泡、水珠；虚证多呈现潮红或淡红。若局部没有瘀斑，或虽有潮红，但起罐后立刻消失，说明病邪尚轻、病情不重或病已接近痊愈。

（4）一般拔罐后3小时之内不宜洗澡。

（5）四肢发冷、恶心呕吐、心慌心悸、拔罐过程中若出现脸色苍白、神昏仆倒、出冷汗和头晕目眩等症状，此为晕罐，应立刻停止拔罐，让受术者平卧，饮温开水或糖水，休息片刻，多能好转。晕罐严重者，应针刺或点掐百会、涌泉、足三里、中冲、内关和人中等穴位，或艾灸百会、气海、涌泉、关元等穴位，必要时及时送入医院进行急救。

拔罐的禁忌证

（1）有出血倾向的疾病如血小板减少症、白血病、过敏性紫癜，禁用。

（2）新伤骨折、瘢痕、恶性肿瘤局部、静脉曲张、体表大血管处、局部皮肤弹性差者禁用。

（3）妇女月经期下腹部慎用，妊娠期下腹部、腰骶部、乳房处禁用。

（4）心、肾、肝严重疾病以及高热抽搐者禁用。

（5）皮肤过敏、外伤、溃疡处禁用。

（6）五官部位、前后二阴部位不宜用。

（7）大出血、过饱、大汗、大渴、过饥、酒醉和过劳等禁用。

足浴保健

中医学认为"脚为精气之根"。足浴疗法是采用药物煎汤，将双足浸泡、洗浴，来治疗疾病的一种疗法。在浸泡过程中，除了水的浮力作用、水的液体微粒运动对足部的摩擦作用之外，主要是水的温热作用、药物的外治作用和足反射区作用。

足浴具有温水足浴、药物外治及足反射区刺激3种作用，这3种作用可以相互影响。温热的药物易从皮肤、腧穴和呼吸道吸收，发挥药物的治疗作用。足浴可作为内病外治的疗法，也可作为多种皮肤病疾患的洗浴。药浴时借助药力和热力，可以疏通经络，调和气血，达到祛除邪毒的目的。

现代医学认为,足浴时水的温热可以促进血液循环、促进新陈代谢,而药物可从皮肤上的汗腺、皮脂腺渗透吸收,从而发挥治疗作用。所以足浴时水温、药物、按摩手法很重要。

经络学说指出:足,三阴经之始,三阳经之终。足部分布着 66 个穴位,是五脏六腑精气输注、会聚之处。对足进行刺激,通过经络传导到内脏相关部位,可畅通气血,延年益寿。四季足浴:"春天洗脚,升阳固脱;夏天洗脚,暑湿可祛;秋天洗脚,肺润肠濡;冬天洗脚,丹田温灼。"

常用足浴药物

足浴疗法的中医用药多为通经走络、开窍透骨、拔毒祛邪之药物。如细辛、白芷、艾叶、穿山甲、肉桂、丁香、胡椒、麝香等。足浴所用药味必气味俱厚,有时甚至用些力猛有毒之品,且多生用。如半夏、附子、草乌、南星等。在应用此类药物时,建议前往正规医疗机构,在专业医务人员的指导下,遵医嘱进行足浴。足浴的时候还多用热药,以促进气血流通。为使药物直达病所,使药力专而收效速,还可以选用某些辅助药,如酒、姜来调和。

足浴水温

足浴水温多在 38~45℃。水温还应由个体差异来决定,初次足浴者,水的温度可以低些,并逐渐增加水温。以保健为目的的足浴水温可低些,痹证、卒中后遗症及四肢厥冷的治疗性足浴,水温应高些。

足浴注意事项

(1) 足浴水温多在 38～45℃。

(2) 饭前、饭后 30 分钟不宜进行。每天可进行 1～2 次足浴(最好早、晚各 1 次)。

(3) 有些药物外用时,会使皮肤起疱或局部发红、瘙痒。一旦出现过敏反应,要停止用药。

(4) 中药足浴以外治药物居多,有些药物可能会有一定毒性,汤液千万不宜入口。

(5) 有传染性皮肤疾病者,如足癣患者,应注意自身感染和交叉感染的可能。家庭成员自制药液足浴,最好使用各自的浴盆,防止出现交叉感染和传染病的传播。

(6) 中药足浴时,由于足部及下肢血管扩张,血容量增加,可引起头部急性贫血,偶尔会出现头晕、目眩。出现上述症状时不必惊慌,可立即改用冷水洗足,使足部血管收缩,血液会很快向心脏回流以消除头部急性贫血,缓解症状。

(7) 足浴前最好喝 1 杯白开水(约 200 毫升),以利于体内血液循环和排毒。

(8) 极度疲劳或酒醉后不宜足浴。

(9) 足浴后,应立即擦干脚部,穿上暖和衣服,以免受凉感冒。

(10) 在浸泡过程中最好同时进行足部按摩。

足浴药液制作

　　将准备好的中药放入 2 000 毫升水中(最好用砂锅),武火(大火)煎沸后,改文火(小火)煎至 1 000 毫升,取汁后再次加水 2 000 毫升煎至 1 000 毫升,将两次煎取的药汁共放入盆中浸泡双足,药液以没足踝为佳。

足浴操作方法

　　每次浴足前先在 37℃ 左右的水里放入煎煮过的药液(可兑水稀释),然后把脚放进足浴盆中,然后让浴水逐渐变热至 42℃ 左右即可保持水温,浴足时水通常要淹过踝部,且要时常蹉动。浴足时间不少于 30 分钟,40 分钟较适宜。

第四章
九种体质的育龄期
人群中医养生

平和质的中医养生

平和质人群的体质特征

平和质是最稳定的、最健康的体质。中医理论认为，平和质是机体达到一种"阴平阳秘"的动态平衡状态，是最理想的健康状态。产生的原因是由于先天禀赋良好，加之后天饮食平衡、作息规律、调养得当，使得机体维持"阴平阳秘"的理想状态。平和质一般表现为：体态适中、面色红润、头发稠密而有光泽、目光有神、鼻色明润、嗅觉通利、味觉正常、唇色红润、精力充沛、强健壮实、不易疲劳、耐受寒热、睡眠安和、胃纳良好、二便正常、舌色淡红、苔薄白、脉和有神等。

体质具有遗传性，父母的体质对子女的体质有很大的影响，然而在针对育龄期男女体质调查分析中发现，平和质所占人数最少,仅占 1/5。因此,育龄期男女的体质保健,应以达到平和质的体质状态为目标,在机体最佳状态孕育,方能使下一代的健康水平达到最好。

一般来说,平和质主要有以下几个方面的特征:

[**总体特征**]阴阳气血调和,以体态适中、面色红润、精力充沛等为主要特征。

[**形体特征**]体形匀称健壮。

[**常见表现**]面色、肤色润泽,头发稠密有光泽,目光有神,鼻色明润,嗅觉通利,唇色红润,不易疲劳,精力充沛,耐受寒热,睡眠良好,胃纳佳,二便正常,舌色淡红,苔薄白,脉和缓有力。

[**心理特征**]性格随和开朗。

[**发病倾向**]平素患病较少。

[**对外界环境适应能力**]对自然环境和社会环境适应能力较强。

[**养生原则**]平衡阴阳、培补阴阳。

起居调摄

环境起居

环境起居在平和质的育龄期男女的体质养生中,是很重要的一部分。良好的生活环境及规律的作息有利于保持机体的平衡状态。因此,环境起居顺应四时阴阳,劳逸结合。遵中医春生、夏长、秋收、冬藏及春夏养阳,秋冬养阴的理论,春夏季早睡早起多运动,秋冬季早睡晚起少动。中医学认为:人与自然是一个统一的整体,人生于天地之间,天地合气,命之曰人,人是一个"小宇宙",是大自然这个"大宇宙"的组成部分,赖于自然界天地之气的充养,又必须顺应自然界阴阳之气的变化,方能"阴平阳秘,精神乃治"。

饮食调养

育龄期的平和质的男女在饮食调养上应注意寒温适中,不宜过多食用寒性或热性的食物,以免打破机体的平衡状态。有意孕育的平和质男女,在既往饮食习惯上可酌情使用枸杞、女贞子、菟丝子等益肾助孕育的食材。

另外,还应根据不同季节气候特点,进行饮食调养。春宜升补,多食菠菜、芹菜、春笋、荠菜等轻灵宣透、清温平淡之品;夏宜清补,应选用西瓜、番茄、黄瓜、绿豆、冬瓜、苦瓜、生菜等清热解暑、清淡化湿之品,以清热除暑;秋季宜润,宜多食沙参、麦冬、阿胶、梨皮等濡润滋阴之品;冬季宜温补,可食用姜、胡椒、羊肉、牛肉、狗肉等温热助阳之品。

食疗药膳

沙参山药粥

[**功效**]益气养阴、健脾养胃,清心安神。

[**材料**]沙参、山药、莲子、葡萄干各10克,糖适量,粳米50克。

［制作］先将山药切成小片,与莲子、沙参一起泡透后,再加入所有材料,放入砂锅加水用火煮沸后,再用小火熬成粥。

五行粥

［功效］长期服用对平和体质者健康有补益作用。

［材料］黑糯米、红豆、白芝麻、绿豆、玉米各少许(等量)。

［制作］上述食材同泡一夜后,如常法煮粥。做早餐食。

沙参老鸭汤

［功效］沙参气味微苦性寒无毒,益气养阴生津;鸭又名凫,气味甘"大寒无毒",主治"气虚寒热浮肿"。具有益气养阴、补中安脏、清火解热之效。

［材料］老鸭1只,沙参50克。

［制作］老鸭剁块,飞水,油锅爆炒入料酒,炒出香味,将浸泡好的沙参以净布包起,同老鸭一同放入砂锅内,以小火微煲,直至酥软,加入调料即可食之。

精神调适

精神调适原则:开朗乐观,心态平和,与人为善,和谐上进,乐于合作。平和质的人性格随和开朗,心理素质较好,平时要多和朋友交流,培养对身心有益的兴趣爱好,与人为善,多帮助别人,不攀比,不计较有助于保持平和的心理状态、建立良好的人际关系。

药物调理

平和质的人群肾气平均,生理机能旺盛,不宜乱用滋补。平和质是一种相对健康的状态,没有生病的时候不需要药物调养。

足浴保健

平和益气方

[组成]党参30克,黄芪30克。

[用法]将以上药物同入锅中,加水适量,煎煮30分钟,去渣取汁,倒入足浴器中,先熏蒸再足浴,每晚1次。10天为1个疗程。

[功效]补益脾肺,强壮精神。缓解疲劳。

益气养血方

[组成]黄芪30克,当归30克。

[用法]将以上药物同入锅中,加水适量,煎煮30分钟,去渣取汁,倒入足浴器中,先熏蒸再足浴,每晚1次。15天为1个疗程。

[功效]益气养血。

平肝明目方

[组成]枸杞叶60克,白菊花30克。

[用法]将以上药物同入锅中,加水适量,煎煮30分钟,去渣取汁,倒入足浴器中,先熏蒸再足浴,每晚1次。15天为1个疗程。

[功效]滋阴平肝,泻火明目。主治眼睛疲劳干涩。

经络腧穴保健

穴位保健

风池

[位置] 位于后颈部, 胸锁乳突肌与斜方肌上端之间的凹陷处, 与耳垂相平, 左右各一穴。

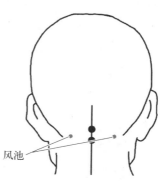

风池

[作用] 明目醒脑穴。可有效缓解颈椎病、外感风寒、内外风邪引发的头痛以及长时间低头导致的颈部疲劳。

[按揉方法] 用大拇指或中指指腹按压穴位, 做轻柔缓和的环旋活动, 以穴位感到酸胀为度, 按揉 2～3 分钟。每天操作 1～2 次。

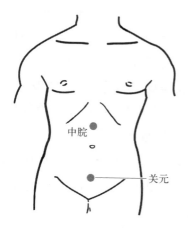

中脘

关元

中脘

[位置] 位于前正中线上, 脐中上 4 寸。

[作用] 具有健脾益胃, 培补后天的作用。对于胃痛、腹胀、呃逆、吞酸、泄泻、黄疸等脾胃病, 癫狂, 失眠等均有疗效。

[按揉方法] 双手交叉重叠置于中脘穴上, 稍用力, 快速、小

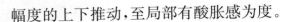

幅度的上下推动,至局部有酸胀感为度。

关元

[位置] 位于前正中线上,脐中下方 3 寸。

[作用] 补肾固元穴。气海、关元是元气的发源地,是强壮保健的要穴。适用于阳痿、遗精、尿频等泌尿生殖系病证;月经不调、痛经等妇科病证;中风脱证、虚劳冷惫、羸瘦无力等元气虚损病证;泄泻、腹痛、痢疾、脱肛等肠腑病证。

[按揉方法] 以关元为圆心,左或右手掌做逆时针及顺时针方向摩动 3～5 分钟。然后,随呼吸按压关元穴 3 分钟。

内关

[位置] 在前臂掌侧,腕横纹上 2.5 寸,左右各一穴。简便取穴法:伸开手臂,掌心向上,握拳并抬起手腕,可以看到手臂中间有两条突起的筋,在离手腕距离两个半指宽的两个筋之间便是内关。

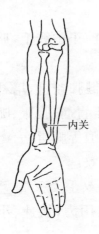
内关

[作用] 保养心脏穴。适用于心痛、心悸、胸痛、胸闷等心胸病证;胃痛、呕吐、呃逆等胃病;失眠、癫痫等神志病证;上肢痹痛、偏瘫、手指麻木等局部疾病。在突发心脏病时,按揉内关可缓解疼痛;还能缓解口干、颈椎病、肩周炎、腰部疼痛等病证。

[按揉方法] 大拇指或中指按揉穴位,每次按压 5 分钟,按压时内关穴应有酸胀、发热的感觉。

合谷

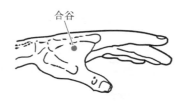

合谷

[位置] 在手背, 第1、2掌骨间, 第2掌骨桡侧中点处, 即通常说的虎口处, 左右各一穴。简便取穴: 以一手的拇指指骨关节横纹, 放在另一手拇、食指之间的指蹼缘上, 拇指尖下就是合谷。

[作用] 清热解表, 镇静止痛。适用于头痛、口眼歪斜、耳聋等实热性五官疾病; 肢体、内脏等疼痛; 热病、无汗、多汗等病证。

[按揉方法] 大拇指按压, 每次按压23分钟, 按压时以酸、麻、胀的感觉为宜。

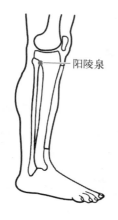

阳陵泉

阳陵泉

[位置] 在小腿外侧, 腓骨小头下方凹陷处, 左右各一穴。

[作用] 舒筋活络穴。平时按揉阳陵泉, 并配合活动肩膀, 可缓解肩膀周围的疼痛; 此外对黄疸、口苦、胁肋疼痛等肝胆病证; 下肢痿痹、膝膑肿痛等下肢、膝关节疼痛也有缓解作用。

[按揉方法] 用两手拇指按压在两腿阳陵泉上, 其余四余并拢托住小腿肚, 同时用力揉捻50下。或者两手掌分按两膝外侧, 同时用力拍打各50下。

委中

[位置] 位于膝关节后方, 腘横纹中点, 左右各一穴。

[作用] 解腰背酸痛穴。常按揉委中穴可以通畅腰背气血。对于腰背痛、下肢痿痹等腰及下肢病证；腹痛、急性吐泻、遗尿、小便不利、丹毒等病证有良好的效果。

[按揉方法] 按揉委中时，力度以稍感酸痛为宜，一压一松为1次，一般可连续按压20次左右。

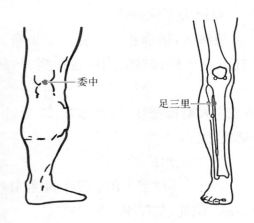

足三里

[位置] 在小腿外侧，外膝眼下3寸，胫骨前嵴1横指处，左右各一穴。简便取穴：把手掌按在同侧膝盖上，手心正对膝盖骨，四肢略分开，第四指指尖下便是足三里。

[作用] 调理脾胃，活血通络。适用于慢性胃肠炎、慢性腹泻、胃寒等疾病；经常按揉对高血压、冠心病、肺心病、脑出血、动脉硬化等心脑血管疾病有很好地预防作用；配合悬钟、风市可预防中风先兆（悬钟位于小腿外侧，当外踝尖上3寸，腓骨前缘。风市在大腿外侧部的中线上，当腘横纹上7寸，或直立垂手时，中指尖处便是风市）。

［**操作方法**］食指尖点压按摩，或大拇指或中指按压轻揉，至局部酸胀感为度。

三阴交

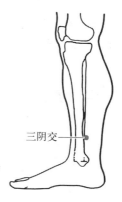

［**位置**］位于小腿内侧，内踝尖上3寸，胫骨内侧缘后方。左右各一穴。

［**作用**］具有滋补肝肺脾阴，降火的作用。适用于遗尿、尿闭、浮肿、小便不利、脾胃虚弱、肠鸣、腹胀、足痿、脚气、肌肉疼痛、皮肤病、湿疹、荨麻疹、失眠、头痛头晕、两胁下痛等病证。

三阴交

［**按揉方法**］大拇指或中指按压，每次按压5分钟，每天2次，左右交替按揉，按压时应有酸胀、发热的感觉。因有催产作用，孕妇忌揉。

艾灸疗法

平和质可选用益气温阳保健穴位，如关元、中脘、委中、足三里、三阴交等。每次灸2～3穴，每次10～15分钟，隔日1次，10天1个疗程。

刮痧

刮痧具有调气行血、活血化瘀、舒筋通络、驱邪排毒等功效，尤其适宜于疼痛性疾病、骨关节退行性疾病如颈椎病、肩周炎的康复，还适用于亚健康、慢性疲劳综合征等疾病的防治。

具体操作方法如下：将红花油或万花油涂擦于穴位局部皮肤上，操作者用手紧握刮痧板从上至下刮拭，用力宜均匀柔和，痛甚处应反复重刮，每次治疗时间约 15 分钟。刮拭出痧后再给饮温开水或生姜汁糖水以发汗解表。隔日治疗 1 次。

运动养生

适量的运动对于身体各个器官的代谢、运作、营养吸收有着不可忽视的作用，这点对于平和体质人群也很重要。一般来说，一个人每天需要半小时的运动量，而以有氧运动为好，以促进身体各器官的代谢、运作及营养的化生和吸收。可以每天坚持慢跑，多散步，或者常练太极拳、瑜伽以及游泳。

运动量要适当，速度不能求快，做到脸不红心跳不剧烈或有少量流汗为宜。对于女性来说，平时多做一些形体运动，拉伸肌肉，较利于曲线舒展。

形体运动

做形体运动时，要把握好"度"。形体运动可促进气血的周流，"人之所有者，血与气耳"，而"气血冲和，万病不生""一有弗郁，诸病生焉"。但过与不及都是病，运动应该根据自身的具体情况，"适当为度"，不可不及，也不可太过。日常的运动锻炼应遵循一定的原则，否则不仅达不到锻炼的目的，反而会对身体造成损伤。第一，运动应当掌握养生要领，调心、调息，做到精神专注、呼吸均匀，使得内外和谐、气血周流;第二,运动量要适度,不宜过量,即便是身体健壮也不要做过于激烈的运动,以传统的太极拳、八段锦、气功、快走为佳;第三,运动应当持之以恒,坚持不懈。锻炼不仅是身体的锻炼,同时也是意志和毅力的锻炼。

万步行

掌握有效的步行强度,即中等运动强度,就是人最大心率的 65%~85%。通常的散步是不会达到这种运动强度,尽管走了一万步,锻炼效果也不会很理想。可通过主观感觉简易地评价自己的运动强度,如感到"呼吸加快,有点喘",但又"可以与人正常交谈",即为中等运动强度若喘得无法正常交谈,即超过了中等运动强度。在日常生活中以中等速度步行,走 1 000 步大约需要 10 分钟。

选择适合的地方步行宜选择空气清新、道路平坦之处,不要去烟尘多、噪声大的地方。可以固定在一个地点,也可以选择几个地点,意在使心境舒畅,让四肢舒缓、协调地摆动,全身关节筋骨得到适度的活动。

气虚质的中医养生

气虚质的体质特征

中医学认为,气虚质人群内脏功能不强,常因外邪或内在饮食积滞产生内热等虚实夹杂之证。俗话说"人活一口气",气虚质是肺、脾、肾功能失调,导致气的化生不足,所以气虚质人群容易累,易疲劳乏力,有点懒,经常气短、心慌、出虚汗。中医讲"气为血之帅",气虚无以推动血液运行,血行不畅则会引起血瘀;血不荣脏腑,则会导致阳虚。因此气虚日久会引起阳虚血瘀等多种偏颇体质。育龄期男女若想生一个健康的宝宝,应尤其注意改善气虚体质。

一般来说,气虚质主要有以下几个方面的特征:

[**总体特征**]元气不足,以疲乏、气短、自汗等气虚临床表现为主要特征。

[**形体特征**]肌肉松软不实。

[**常见表现**]平素语音低弱,气短懒言,容易疲乏,精神不振,易出汗,舌淡红,舌边有齿痕,脉弱。

[**心理特征**]性格内向,不喜冒险。

[**发病倾向**]易患感冒、内脏下垂等病;病后康复缓慢。

[**对外界环境适应能力**]不耐受风、寒、暑、湿邪。

[**成因**]先天不足,后天失养或病后气亏。如家族成员多数较弱、孕育时父母体弱、早产、人工喂养不当、偏食、厌食、年老气衰等。

起居调摄

环境起居

《黄帝内经》曰"久卧伤气······劳则气耗······",故气虚之人不宜久卧和过劳。春夏主生长,秋冬主收藏,春夏季宜早起,秋冬季宜晚起。热则耗气,夏当避暑;冬当避寒,以防感冒;避免过劳伤正气。处于育龄期的男女,大多都忙于工作。当今工作环境竞争压力日渐增大,加班、熬夜、无规律饮食成了"家常便饭",而对于气虚质的育龄男女来说,这将加快了气的耗伤,加重偏颇体质的程度。气虚日久,气虚无以推动血行,会引起血瘀、阳虚。因此,气虚质的育龄男女尤要注重早睡早起,避免熬夜,规律作息。

饮食调养

气虚体质的人群宜吃具有健脾益气作用的食品,如大枣、葡萄干、苹果、橙子、龙眼肉等果品类;红薯、莲子、白果、淮山药、芡实、山药、胡萝卜、土豆、莲藕、香菇等蔬菜类;牛肉、鸡肉、猪肚、羊肉等肉食类;淡水鱼、泥鳅、黄鳝等水产类;小米、糯米、黄豆制品等谷物类。少食具有耗气作用的食物,如槟榔、空心菜、生萝卜等。气虚体质育龄期女性需补益脾肺,可用补气的山药、党参、大枣、黄芪等同煮粥,以健脾益气。

食疗药膳

黄芪山药粥

[**功效**] 益气养阴、健脾养胃、清心安神。

[**材料**] 黄芪、山药、麦冬、白术各 20 克,糖适量,粳米50 克。

[制作] 先将山药切成小片,与黄芪、麦冬、白术一起泡透后,再加入所有材料,放入砂锅内加水用火煮沸后,再用小火熬成粥。

黄芪蒸鸡

[功效] 益气养阴、补中安脏。

[材料] 嫩母鸡 1 只,黄芪 30 克,精盐 1.5 克,绍酒 15 克,葱、生姜各 10 克,清汤 500 克,胡椒粉 2 克。

[制作] 隔水蒸,吃肉喝汤。

君蒸鸭

[功效] 补气补虚。

[材料] 嫩鸭 1 只,党参 30 克,白术 15 克,茯苓 20 克,细葱、生姜、盐、胡椒粉各适量。

[制作] 隔水蒸,吃肉喝汤。

精神调适

气虚之人劳累或思虑后易神疲乏力、四肢酸懒,故应清净养藏,祛除杂念,不躁动,少思虑。

药物调理

中草药保健品可选主含人参、黄芪、当归的益气健脾类,冬季食红参佳,夏季食西洋参(花旗参)佳。中成药可选择归脾丸或补中益气丸调补,病后或乏力甚也可选十全大补丸补益气血。脾气虚,宜选四君子汤,或参苓白术散;肺气虚,宜选补肺汤;肾气虚,多服肾气丸。

⊙ 足浴

益气健脾方

[**组成**] 党参 30 克,白术 30 克,茯苓 20 克。

[**用法**] 将以上药物同入锅中,加水适量,煎煮 2 次,每次 30 分钟,合并滤液,倒入足浴器中,先熏蒸再足浴,每晚 1 次。15 天为 1 个疗程。

[**功效**] 补脾肺气。增强抵抗力。

益气活血方

[**组成**] 黄芪 30 克,贯众 30 克,当归 20,川芎 20 克。

[**用法**] 将以上药物同入锅中,加水适量,煎煮 2 次,每次 30 分钟,合并滤液,倒入足浴器中,先熏蒸再足浴,每晚 1 次。15 天为 1 个疗程。

[**功效**] 补气活血。增强抵抗力。

益气安眠方

[**组成**] 黄芪 30 克,生地黄 20 克,夜交藤 20 克。

[**用法**] 将以上药物同入锅中,加水适量,煎煮 2 次,每次 30 分钟,合并滤液,倒入足浴器中,先熏蒸再足浴,每晚 1 次。15 天为 1 个疗程。

[**功效**] 补气养阴,安神助眠。

经络腧穴保健

肺主气司呼吸,主宣发肃降;脾为气血生化之源,后天之本;肾为先天之本,气虚体质者往往正气不足,尤其是脾、肺、肾功能较低者,所以经络保健应以补益气血为原则,经常做头部、面部、脚部保健按摩,并坚持按摩和艾灸关元、气海、足三里、肺俞、脾俞等穴位。气虚质者可以每次选择下面几个特效穴位中的 2～4 个穴位进行点按、艾灸、拔罐,坚持下来就能取得很好的调养效果。

穴位保健

气海

[位置] 在前正中线,脐下 1.5 寸。

[作用] 补气要穴。具有温阳益气、化湿理气的作用。对于湿邪引起的气机不畅而导致的腹痛、泄泻、便秘等肠腑病证;中风脱证、羸瘦无力等气虚病证,有良好的疗效。

[按揉方法] 以右掌心紧贴气海,顺时针方向,按摩100～200 次;再以左掌心,逆时针按摩 100～200 次,按摩至有热感为度。

关元

[位置] 位于前正中线上,脐中下方 3 寸。

[作用] 补肾固元穴。气海、关元是元气的发源地,是强壮保健的要穴。阳痿、遗精、尿频等泌尿生殖系病证;月经不调、痛经等妇科病证;中风脱证、虚劳冷惫、羸瘦无力等元气虚损病证;泄泻、腹痛、痢疾、脱肛等肠腑病证。

[按揉方法] 双手交叉重叠置于关元上,稍用力,快速、小幅度的上下推动,至局部有酸胀感为度。

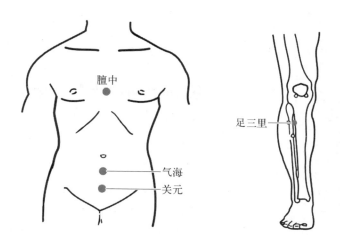

足三里

[位置]在小腿外侧,外膝眼下 3 寸,胫骨前嵴 1 横指处,左右各一穴。简便取穴:把手掌按在同侧膝盖上,手心正对膝盖骨,四指略分开,第四指指尖下便是足三里。

[作用]调理脾胃,活血通络。慢性胃肠炎、慢性腹泻、胃寒等;按揉高血压、冠心病、肺心病、脑出血、动脉硬化等心脑血管疾病有很好地预防作用;虚劳诸证。配合悬钟、风市可预防中风先兆(悬钟位于小腿外侧,当外踝尖上 3 寸,腓骨前缘。风市在大腿外侧部的中线上,当腘横纹上 7 寸,或直立垂手时,中指尖处便是风市穴)。

[操作方法]食指尖点压按摩,或大拇指或中指按压轻揉,至局部酸胀感为度。

肺俞

[位置]位于背部,第 3 胸椎棘突下,旁开 1.5 寸,对称

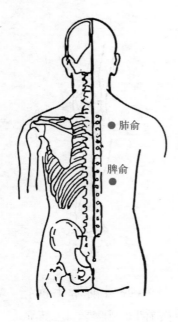

于脊柱,左右各一穴。

[作用]具有调补肺气、补虚清热的功效。对于与呼吸系统疾病有关的疾病,如哮喘、咳嗽、呕吐等疾病,可以起到宽胸理气、降逆止咳的功效。对于连续性咳嗽,同时按摩天突穴(胸骨上窝凹陷处),用手掌根按揉左右肺俞穴各 36 次,36 次为 1 遍,再用拇指肚向后按压天突穴 36 次,为 1 遍,按揉至局部酸胀感为度。

[按揉方法]用手掌根部按揉肺俞,至局部酸胀感为度。

脾腧

[位置]在背部,第 11 胸椎棘突下,旁开 1.5 寸,对称于脊柱,左右各一穴。

[作用]重要的补气穴位之一。对于腹胀、腹泻、呕吐、便血等胃肠腑病和背痛有良好的疗效。

[按揉方法]用手掌根部按揉脾俞,至局部酸胀感为度。一般采用艾灸或者拔罐。

百会

[位置]位于头顶,两耳尖连线与正中线交点处。

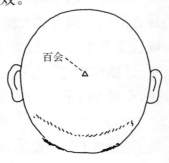

［**作用**］百会是各经脉气聚之处，起着调节机体阴阳平衡的重要作用。对于眩晕、头痛等肝阳上亢证，中风、癫狂、健忘、不寐、痴呆等心脑病证，脱肛、泄泻等中气下陷诸证有明显的作用效果。

［**按揉方法**］以食指指腹轻轻按压百会穴，同时呼气、沉肩，将力度作用于手指，按顺时针和逆时针方向各按摩 50 圈，每日 2～3 次。常按百会穴可以清神醒脑，增强记忆力。

膻中

［**位置**］位于前正中线，两乳头连线的中点。

［**作用**］具有宽胸理气、活血通络、清肺止咳、舒畅心肺的功能。对于胸闷、咳喘、吐逆、心悸等症状有良好的效果。对于肝病患者，经常按摩膻中，有显著的效果。

［**按揉方法**］拇指或中指的指腹，力度稍以疼痛感为宜。每次按摩 10 秒，6 次为 1 遍，每天 35 遍。按摩动作要轻揉，至穴位有酸胀感为度。

艾灸疗法

经常温灸阳明经可以益气补血、调和脾胃的作用；同时艾灸腹部周围穴位能调理气血、通和上下、充实五脏，从而达到养生保健的目的。

［**常用穴位**］足三里、关元、百会、气海等。

［**方法**］将艾条的一段点燃后，对准穴位熏烤，艾条距离皮肤约 23 厘米，感觉皮肤温热但不灼热，每次灸 13～30 分钟，至局部皮肤产生红晕为度，隔日灸 1 次。也可用艾灸

盒灸,疗程同上。

刮痧

刮拭腹部胃经:重点刮拭天枢穴(脐旁3横指处)可增强胃动力,调理胃肠,促进水谷精微之气的化生。

刮拭下肢胃经:从足三里(外膝眼下4横指、胫骨边缘膝下旁1指处)经条口穴(在小腿前外侧,当犊鼻下8寸,距胫骨前缘1横指)刮拭至下巨虚(距胫骨前缘1横指)。足三里是人体补气补血的养生要穴,健脾和胃,补气虚。

点按(或角刮)足底涌泉(足前部凹陷处第2、3趾趾缝纹头端与足跟连线的前1/3处)。涌泉是肾经起穴,强肾补气虚的重要穴位。稍微感到发热即可,可起到升发阳气,改善中气下陷的状况。

运动养生

气虚体质人群往往喜静恶动,不利于气血的运行,运动有助于气血通达周身,使身体各部分滋养充分,能力充足,从而有利于气的生成。

气虚质的患者,由于自身体能偏低,过度运动会导致疲劳、喘咳、眩晕等不良反应。因此,气虚质不宜进行大运动量的体育锻炼,根据"量力而行,适可而止,循序渐进,贵在坚持"的基本原则,可选择一些比较柔缓的体育运动,如散步、慢跑、保健操及舞蹈等,尤其适宜练太极拳、太极剑、八段锦及坐式练功法;转腰功、保肾功、内养功、强壮功等气功也是不错的选择。通过这些运动强身健体,可益脾肺,固肾气,壮筋骨,逐渐改善体质状态,增强机体的免疫功能。

运动时应采取低强度、多次数的运动方式,每次运动的时间不宜过长,强度不宜过强,做到"形劳而不倦",多进行四肢柔韧性的训练,如伸腰、压腿等,注意呼吸深度和呼吸的均匀平稳,避免猛力和长久憋气。

晨起或晚间锻炼,要避免大运动量的活动,以免汗出过度,气随汗摩腹,有利于脾气运化功能的正常发挥;摩擦腰部,以强壮肾气。这些都可以起到补气的作用。

坐式练功法

本动作可以活动腰、膝,具有益肾强腰的功效。

屈肘上举

端坐,两腿自然分开,双手屈肘侧举,手指伸直向上,与两耳平。然后,双手上举,以两胁部感觉有所牵动为度,随即复原,可连做 10 次。

抛空

端坐,左臂自然屈肘,置于腿上,右臂屈肘,手掌向上,做抛物动作 3～5 次,然后,右臂放于腿上,左手做抛空动作,与右手动作相同,每日可做 5 遍。

摩腰

端坐,宽衣,将腰带松开,双手相搓,以略觉发热为度。将双手置于腰间,上下搓摩腰部,直至感觉发热为止。

"吹"字功

直立,双脚并拢,双手交叉上举过头,然后弯腰,双手触地,继而下蹲,双手抱膝,口中默念"吹"字。连续做 10 余次。

荡腿

端坐,两脚自然下垂。先慢慢左右转动身体 3 次,然后两脚悬空前后摆动 10 余次。

阳虚质的中医养生

阳虚质的体质特征

"阳"在中医里面主要是指人体温度、体格健壮等方面的功能。阳虚即人体脏腑功能活力不足,温煦功能减退,出现的恶寒喜暖症状。因此这种人平时畏寒喜热或体温偏低,耐夏不耐冬,喜食温热食物。对外界的寒湿邪气反应也很敏感,冬天容易生冻疮。当受到病邪侵袭后多也化为寒证,病程中也不容易发热或热势低等阴盛阳虚的证状表现,因此,补阳的食物或药物都有御寒的作用,尤其入冬后食用这类药物或食物对畏寒的阳虚体质者能提高其抵抗能力。导致阳虚的原因或是因为先天不足,或因为久病导致体虚,或者是寒邪损伤阳气。调查显示,不孕不育的人群中以阳虚质为多见,所以阳虚体质的男女尤要重视对自己身体的调理,使机体在最佳状态时孕育下一代。

一般来说,阳虚质主要有以下几个方面的特征:

[**总体特征**]阳气不足,以畏寒怕冷、手足不温等虚寒表现为主要特征。

[**形体特征**]肌肉松软不实。

[**常见表现**]平素畏冷,手足不温,喜热饮食,精神不振,舌淡胖嫩,脉沉迟。

[**心理特征**]性格多沉静、内向。

[**发病倾向**]易患痰饮、肿胀、泄泻等病;感邪易从寒化。

[**对外界环境适应能力**]耐夏不耐冬;易感风、寒、湿邪。

起居调摄

环境起居

育龄期阳虚质的男女在平时多进行户外活动,以舒展阳气。天气湿冷时,尽量减少户外活动。脚在下属阴,而寒邪也属于阴,因此,脚是寒邪侵犯人体的重要途径,即平常所说的"寒从足下起",育龄期阳虚质的男女尤其要注意足下的防寒保暖。从季节调养来说,春夏培补阳气,夏季要避免长时间待在空调房间,不露宿室外,睡觉时不直吹电扇,开空调室内外温差不要过大,避免在树荫、水亭及过堂风大的过道久停,注重足下、背部及下腹部位的保暖。秋冬避寒就温,及时增添衣物。

饮食调养

阳虚体质的人群宜多食温补脾肾阳气为主的食物,如荔枝、榴莲、樱桃以及核桃、腰果、龙眼肉、板栗、松子等瓜果类;韭菜、辣椒、生姜、胡萝卜、山药、黄豆芽等蔬菜类;羊肉、牛肉、狗肉、鸡肉等肉食类;虾、黄鳝、海参、鲍鱼等水产类;红茶、花椒、姜、茴香、桂皮等调料类。少食生冷寒凉食物,如冰镇饮料、甜瓜、梨子、柿子、柚子、香蕉、西瓜、枇杷、甘蔗、苦瓜、黄瓜、丝瓜、芹菜、紫菜、田螺、绿豆、海带、螃蟹等。蔬菜尽量不要凉拌生吃。想要孕育的男女,是切忌贪食寒凉之品的,尤其女性在月经期,应注意避免接触一切寒、冷、冰、凉的食物或物品。

食疗药膳

当归生姜羊肉汤

[**功效**] 温中养血,散寒暖肾。

[**材料**] 当归 20 克,生姜 30 克,羊肉 500 克,黄酒、食盐等调味品各适量。

[**制作**] 当归洗净,用清水浸软,切片备用。生姜洗净,切片备用。羊肉剔去筋膜,放入开水锅中略烫,除去血水后捞出,切片备用。当归、生姜、羊肉放入砂锅中,加入清水、黄酒,旺火烧沸后撇去浮沫,再改用小火炖至羊肉熟烂,加入食盐等调味品食用。

杜仲煲猪肚

[**功效**] 补肾健脾、益精血、强筋骨,可用以治疗肾虚遗

精、腰痛、精液量少。

[**材料**] 杜仲 30～50 克,猪肚 200 克,胡椒粉、盐适量。

[**制作**] 取猪肚洗净切成小块,与杜仲加水适量煲汤,加盐、胡椒粉调味即可。

精神调适

中医认为,阳虚是气虚的进一步发展,故而阳气不足者常表现出情绪不佳,易悲哀,故必须加强精神调养,要善于调节自己的情感,去忧悲,防惊恐,和喜怒,消除不良情绪的影响。

药物调理

可选补阳祛寒、温养肝肾之品,如鹿茸、海狗肾、蛤蚧、冬虫夏草、巴戟天、仙茅、肉苁蓉、补骨脂、杜仲等。中成药可选择《金匮要略》肾气丸、六君子丸常服调补。补品以冬虫夏草、鹿角胶、紫河车为宜,但不能多服久服。也可选择冬令膏方调理。偏心阳虚者,桂枝甘草汤加肉桂常服,虚甚者可加人参;偏脾阳虚者可选择理中丸或附子理中丸。

足浴

回阳方

[**组成**] 附子 30 克,干姜 30 克。

[**用法**] 将以上药物同入锅中,加水适量,煎煮 30 分钟,去渣取汁,倒入足浴器中,先熏蒸再足浴,每晚 1 次。15

天为 1 个疗程。

[**功效**] 温补脾肾,御寒回阳。主治畏寒怕冷,手脚发凉。

温补方

[**组成**] 淫羊藿 30 克,生姜 30 克。

[**用法**] 将以上药物同入锅中,加水适量,煎煮 30 分钟,去渣取汁,倒入足浴器中,先熏蒸再足浴,每晚 1 次。15 天为 1 个疗程。

[**功效**] 温补脾肾,御寒回阳。主治畏寒怕冷,手脚发凉。

助阳方

[**组成**] 桂枝 30 克,细辛 10 克。

[**用法**] 将以上药物同入锅中,加水适量,煎煮 30 分钟,去渣取汁,倒入足浴器中,先熏蒸再足浴,每晚 1 次。15 天为 1 个疗程。

[**功效**] 温补脾肾,御寒回阳。主治畏寒怕冷,手脚发凉。

经络腧穴保健

育龄期阳虚质的经络保健以温化水湿,畅通气血,温补阳气。神阙、气海、关元、中极这四个穴位有很好的温阳作用,此外,涌泉、百会、申脉也有很好的温阳作用。可以在三伏天或者三九天,也就是最热或最冷的时候,选择 1~2 个穴位用艾条温和灸。频率以每周 3 次,每次灸 15～20 分钟为宜。

⟳ 穴位保健

神阙

[**位置**] 在腹部,肚脐中央。

[**作用**] 温补元阳,健运脾胃,复苏固脱。主治泄痢,绕脐腹痛,脱肛,五淋,妇人血冷不受胎,中风脱证,尸厥,角弓反张,风痫,浮肿鼓胀,肠炎,痢疾,产后尿潴留。

[**按揉方法**] 双手交叉重叠置于肚脐上,稍用力,快速、小幅度的上下推动,至局部有酸胀感为度。

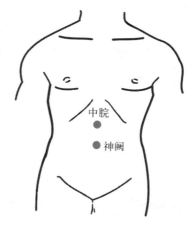

关元

[**位置**] 位于前正中线上,脐中下方 3 寸。

[**作用**] 培元固本、补益下焦。气海、关元是元气的发源地,是强壮保健的要穴,适用于阳痿、遗精、尿频等泌尿生殖系病证;月经不调、痛经等妇科病证;中风脱证、虚劳冷惫、羸瘦无力等元气虚损病证;泄泻、腹痛、痢疾、脱肛等肠腑病证。子宫虚寒不孕者,要常灸此穴。冰品引发的痛经,热敷或灸此穴。

[**按揉方法**] 双手交叉重叠置于关元上,稍用力,快速、小幅度的上下推动,至局部有酸胀感为度。

中极

[**位置**] 位于腹部,前正中线,脐下 4 寸。

[**作用**] 温阳利湿,补益肾气。主治疾病为生殖器疾病、泌尿疾病、尿频、尿急、生理病、生理不顺、精力不济、冷感症等。此穴位为人体任脉上的主要穴道之一。

[**按揉方法**] 双手交叉重叠置于关元上,稍用力,快速、小幅度的上下推动,至局部有酸胀感为度。

涌泉

[**位置**] 在足底,足掌的前 1/3,弯曲脚趾时的凹陷处,左右各一穴。

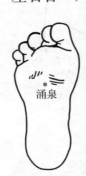

[**作用**] 具有补益肾气、滋养五脏六腑的作用。对于头痛、头晕,咯血、咽喉肿痛,小便不利、便秘,足心热,奔豚气,昏厥、中暑、癫痫、小儿惊风等急症及神志病都有较好的疗效。

[**按揉方法**] 晚上洗脚后,双手搓热,以手心的劳宫(在手掌心,握拳屈指时中指尖处)对准涌泉,右手搓左脚,左手搓右脚,反复揉搓,至局部有热感为度,可以起到交通心肾、引火归源的作用。

命门

[**位置**] 位于腰部,后正中线上,第 2 腰椎棘突下凹陷中。

[**作用**] 具有行气血、调阴阳的作用。治疗虚损腰痛,

遗尿,泄泻,遗精,阳痿,早泄,赤白带下,月经不调,胎屡坠,汗不出,寒热疟,小儿发痫,胃下垂,前列腺炎,肾功能低下。

[**按揉方法**] 两腿分开,与肩同宽,左右手空半握拳,放于腰际,然后一拳击打神阙(即肚脐处),同时一拳击打命门,交替进行,共打 36 下,早、晚各 1 次,力度以自己适宜为主。

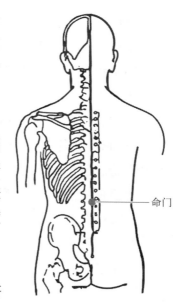

命门

中脘

[**位置**] 位于前正中线上,脐中上 4 寸。

[**作用**] 具有健脾益胃,培补后天的作用。对于胃痛、腹胀、呃逆、吞酸、泄泻、黄疸等脾胃病,癫狂,失眠等均有疗效。

[**按揉方法**] 双手交叉重叠置于关元上,稍用力,快速、小幅度的上下推动,至局部有酸胀感为度。

艾灸疗法

阳虚质的人群宜用温灸法,具体方法:取 0.2～0.4 厘米厚的鲜姜一块,用针穿刺数孔,盖于脐上,然后置小艾炷或中艾炷于姜片上点燃施灸。每次 3～5 壮,隔日 1 次,每月灸 10 次,最好每晚 9 点钟灸之。每次以灸至局部温热舒适,灸处稍有红晕为度。

⊃ 刮痧

阳虚经络刮痧原则：多刮阳经，轻刮慢刮。

用刮痧板涂抹适量刮痧油沿着：

头颈部：督脉——百会、风府；足少阳胆经——风池。

背部：督脉——大椎（背后正中线，第 7 胸椎下凹陷中）、命门至腰阳关（腰部正中线上，第 4 腰椎下凹陷中）。足太阳膀胱经——肾俞、志室。

胸腹部：任脉——膻中、神阙、气海至关元。

上肢：手厥阴心包经——内关。

下肢：足阳明胃经——足三里（加灸）；足少阴肾经——涌泉。

运动养生

"动则生阳"根据中医理论"春夏养阳，秋冬养阴"的观点，阳虚质者的锻炼时间最好选择春夏天，一天中又以阳光充足的上午为最好的时机，其他时间锻炼则应当在室内进行。适当进行户外有氧运动，如慢跑、散步、骑自行车、做广播操、舞蹈等舒缓柔和的运动，也可采用传统的太极拳、八段锦、五禽戏等功法都会让全身各个部位活动起来，促进血液循环改善体质；适当的短距离跑和跳跃运动，如跳绳等可以振奋阳气，促进阳气的生发和流通，同时可适当做空气浴和日光浴。

运动强度不能过大，尤其注意不可大量出汗，以防汗出伤阳；宜控制在手脚温热、面色红润、微微出汗为度。每天锻炼 30～60 分钟,持之以恒。在夏季不宜做过于剧烈的运动。

两手攀足固肾腰

动作一:两腿挺膝伸直站立;同时,两掌指尖向前,两臂向前、向上举起,肘关节伸直,掌心向前;目视前方。

动作二:两臂外旋至掌心相对,屈肘,两掌下按于胸前,掌心向下,指尖相对;目视前方。

动作三:上动不停。两臂外旋,两掌心向上,随之两掌掌指顺腋下向后插;目视前方。

动作四:两掌心向内沿脊柱两侧向下摩运至臀部;随之上体前俯,两掌继续沿腿后向下摩运,经脚两侧置于脚面;抬头,动作略停;目视前下方。

动作五:两掌沿地面前伸,随之用手臂带动上体起立,两臂伸直上举,掌心向前;目视前方。

本式一上一下为 1 遍,共做 6 遍。做完 6 遍后,松腰沉髋,重心缓缓下降;两腿膝关节微屈;同时,两掌向前下按至腹前,掌心向下,指尖向前,目视前方。

阴虚质的中医养生

阴虚质的体质特征

阴虚质多是先天不足,如孕育时父母气血不足,或年长受孕,早产等;或是后天失养,如房事过度,纵欲耗精;或工作和生活压力大,起居无规律,积劳阴亏,或大病之后,尤其曾患出血性疾病等;或因年少之时,血气方刚,阳气旺盛导致阴虚质。阴虚质是指由于体内精、血、津、液等水分亏少,以阴虚内热和干燥等表现为主要特征的体质状态。阴就好比生活中的水分,阴液亏少,机体失去水分的濡润滋养,就好像生火做饭时火太大、水太少一样。阴虚水少,所以阴虚质一般形体瘦长,虚火内扰则表现为性情急躁,外向好动,活泼,犹如古典名著《西游记》中的孙悟空一样;阴虚则火旺,所以不喜欢阳热炽盛的夏季,也不喜欢气候干燥的秋季,喜欢阴盛偏寒的冬季,因为冬季的阴寒可以制约体内虚火,使人体感觉舒爽。

一般来说,阴虚质主要有以下几个方面的特征:

[**总体特征**]阴液亏少,以口燥咽干、手足心热等虚热表现为主要特征。

[**形体特征**]体形偏瘦。

[**常见表现**]手足心热,口燥咽干,鼻微干,喜冷饮,大便干燥,舌红少津,脉细数。

[**心理特征**]性情急躁,外向好动,活泼。

[**发病倾向**]易患虚劳、失精、不寐等病;感邪易从热化。

[**对外界环境适应能力**]耐冬不耐夏;不耐受暑、热、燥邪。

起居调摄

环境起居

　　阴虚质育龄期人群在夏季应避暑,避免在高温下工作。秋冬要养阴,居室应安静。居处环境尽量寒温适宜,空气新鲜,夏季宜阴凉,冬季注意保暖。熬夜、剧烈运动、高温酷暑的工作生活环境等能加重阴虚倾向,应尽量避免。

饮食调养

　　阴虚尤其肾阴虚可导致腰膝酸疼,眩晕耳鸣,失眠多梦,男子阳强易举、遗精,妇女经少、经闭,形体消瘦,潮热盗汗,五心烦热,咽干颧红,尿黄便干等临床表现,这对于育龄期的男女来说,无疑是不利的。因此,在饮食调养上,育龄期阴虚体质的人群宜多食酸甘凉滋润之品,因"酸甘化阴,甘寒清热",果蔬类如石榴、葡萄、香蕉、枇杷、柠檬、苹果、梨子、杨桃、罗汉果、西瓜、丝瓜、苦瓜、黄瓜、甘蔗、冬瓜、生莲藕、银耳等;肉类如新鲜的猪肉、兔肉、鳖肉、蚌肉、鸭肉、乌龟肉、牡蛎、海参等。应少食性温燥烈阴之品,如花椒、茴香、虾仁、荔枝、桂圆、桂皮、五香粉、辣椒、葱、姜、樱桃、杏、羊肉、蒜、韭菜、核桃、狗肉等。

食疗药膳

　　莲子百合煲瘦肉

　　[功效]清心润肺、益气安神。

[材料] 莲子 20 克,百合 20 克,猪瘦肉 100 克,盐适量。

[制作] 将莲子、百合、猪瘦肉加水适量同煲,肉熟烂后用盐调味食用,每日 1 次。适用于阴虚质见干咳、失眠、心烦、心悸等症者食用。

黄芪生地炖鳖肉

[功效] 补肺、滋阴、清热。

[材料] 莲子(去芯)20 克,生地黄 20 克,黄芪 15 克。

[制作] 将鳖肉切块,加入生地黄、黄芪、葱、姜、水,炖至肉烂,加盐、味精,食肉喝汤。

麦冬甘草粥

[功效] 养阴润肺,益胃生津。

[材料] 麦冬 15 克,甘草 10 克,大米 100 克。

[制作] 将麦冬去心,甘草切片,与大米一起熬粥即可食用。

精神调适

阴虚质的人由于身体内阴液缺乏而容易虚火上扰,精神特点常常表现为性情急躁、外向好动、过于活泼、时常心烦易怒。而这种情绪上的亢奋反而更加加重虚火的外跃,加速消耗阴血,助生燥热,加重阴虚体质的偏颇,成为恶性循环。因此,应当学会调节、缓和亢奋的情绪,释放烦闷,安神定志,舒缓情志。学会正确对待喜与忧、苦与乐、顺与逆,保持稳定平和的心态;循《黄帝内经》"恬澹虚无""精神内守"之法,平素加强自我修养,养成冷静、沉着的处世态度,避免与人争吵。恼怒伤肝,注意调畅情志,少生气。

药物调理

中草药保健品宜选主含熟地黄、鳖甲、龟板、枸杞等滋补肝肾之品;中成药可选择知柏地黄丸常服。"春夏养阳,秋冬养阴",也可选择冬令膏方调理。可用滋阴清热、滋养肝肾之品,如女贞子、山茱萸、五味子、旱莲草、麦冬、天冬、黄精、玉竹、枸杞等药。常用方有六味地黄丸、大补阴丸等。如肺阴虚(潮热盗汗,痰有血丝),宜服百合固金汤;心阴虚(烦热失眠),宜服天王补心丸;脾阴虚(口干便秘),宜服慎柔养真汤;肾阴虚(腰酸乏力,小便色黄),宜服六味地黄丸;肝阴虚(口苦黏腻,胁肋胀痛),宜服一贯煎。

足浴

养阴聪耳方

[**组成**]熟地黄 30 克,桑葚子 30 克,石菖蒲 15 克。

[**用法**]将以上药物同入锅中,加水适量,煎煮 30 分钟,去渣取汁,倒入足浴器中,先熏蒸再足浴,每晚 1 次。15 天为 1 个疗程。

[**功效**]滋补肝肾,养阴聪耳。主治耳鸣听力减退。

养阴明目方

[**组成**]石斛 30 克,枸杞叶 30 克,谷精草 30 克。

[**用法**]将以上药物同入锅中,加水适量,煎煮 30 分

钟,去渣取汁,倒入足浴器中,先熏蒸再足浴,每晚 1 次。15
天为 1 个疗程。

[**功效**] 滋阴平肝,泻火明目。主治视力下降,眼睛疲
劳干涩。

聪耳明目方

[**组成**] 制首乌 60 克,枸杞叶 30 克,石菖蒲 15 克。

[**用法**] 将以上药物同入锅中,加水适量,煎煮 30 分
钟,去渣取汁,倒入足浴器中,先熏蒸再足浴,每晚 1 次。15
天为 1 个疗程。

[**功效**] 滋补肝肾,聪耳明目。主治耳鸣听力减退,视
力下降,眼睛疲劳干涩。

经络腧穴保健

对于阴虚体质者来说,如果身体有什么不适,针灸并不
是首选的治疗手段,这是因为阴虚体质者一般在针灸的时
候疼痛感会比较明显。饮食对调理阴虚体质的效果显著。
如果能在此基础上配合刺激一些具有养阴生津作用的穴
位,及对特定经络予刮痧,共同作用达到滋补阴气,此为较
佳的选择。

穴位保健

照海

[**位置**] 位于足内侧,内踝尖下方凹陷处。左右各一穴。

　　[作用]具有滋补肾阴，降火生津的作用。对于咽干痛、目赤肿痛等五官热性病证，小便不利等泌尿系统疾病，下肢痿痹等病证有良好的缓解作用。

　　[按揉方法]大拇指或中指按压，每次按压 10 分钟，每天 2 次，左右交替按揉，按压时应有酸胀、发热的感觉。

　　注意事项：在按摩时，要闭口不能说话，感到嘴里有津液出现，一定要咽到肚子里去，这是古人说的吞津法。

　　天突

　　[位置]位于锁骨下，胸骨上窝中央，左右锁骨正中间的凹陷处。

　　[作用]具有宣肺化痰，利咽开音的作用。适于咳嗽、气喘、胸痛等肺部病证，咽喉肿痛，梅核气，噎嗝等病证。

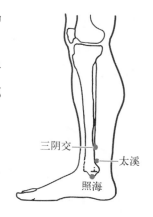

　　[按揉方法]大拇指或中指按压，每次按压 23 分钟，按压时应有酸胀、发热的感觉。

　　三阴交

　　[位置]位于小腿内侧，内踝尖上 3 寸，胫骨内侧缘后方。左右各一穴。

　　[作用]具有滋补肝肺脾阴，降火的作用。适于遗尿、尿闭、浮肿、小便不利、脾胃虚弱、肠鸣、腹胀、足痿、脚气、肌肉疼痛、皮肤病、湿疹、荨麻疹、失眠、头痛头晕、两胁下痛等病证。

　　[按揉方法]大拇指或中指按压，每次按压 5 分钟，每

天2次,左右交替按揉,按压时应有酸胀、发热的感觉。因有催产作用,孕妇忌揉。

太溪

[位置]在足内侧,内踝后方,内踝尖与跟腱之间的中点凹陷处。左右各一穴。

[作用]具有滋补肾阴,降火生津的作用。适于头痛、咽喉肿痛、齿痛、耳聋等肾虚性五官病证;腰脊痛及下肢厥冷、内踝肿痛;气喘、胸痛、咯血等肺部疾患;失眠、健忘等肾精不足证。

[按揉方法]大拇指或中指按压,每次按压5分钟,左右交替按揉,按压时应有酸胀、发热的感觉。

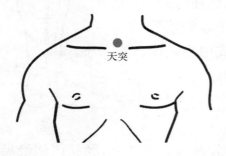

天突

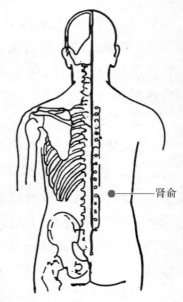

肾俞

肾俞

[位置]位于背部,在腰部第2腰椎棘突下,旁开1.5寸。左右各一穴。

[作用]强壮肾气,滋阴降火。适用于腰痛、耳聋、耳鸣等疾

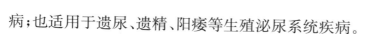

病；也适用于遗尿、遗精、阳痿等生殖泌尿系统疾病。

　　[**按揉方法**]双手握拳，拳心虚空，拳背轻贴肾俞穴，轻轻敲打。每次5分钟即可。

　　商阳

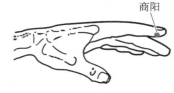

商阳

　　[**位置**]位于食指末节，靠近拇指那一侧的指甲角旁0.1寸，左右各一个。

　　[**作用**]具有调节消化，强壮身体的作用。对于齿痛、咽喉肿痛等五官疾患，热病，昏迷有明显的疗效；另外，对于老年便秘的患者，按揉商阳穴有明显的缓解作用。

　　[**按揉方法**]大拇指或中指按压，两侧同时操作，每次按压5分钟，按压时商阳穴应有酸胀、发热的感觉。

　　⊃ 刮痧

　　阴虚体质者通过刮痧刺激膀胱经、肺经、脾经和肾经的相应穴位，可以达到活血通络、养阴补肾的功效。

　　（1）足太阴膀胱经——双侧肺俞、肾俞，以皮肤发红为宜。

　　（2）任脉——神阙至关元，以患者皮肤发红为宜。

　　（3）手太阴肺经——双侧列缺至太渊，以皮肤发红为宜。

运动养生

　　阴虚体质是由于体内津液精血等阴液亏少，所以该体质人群只适合做中小强度、间断性身体锻炼，其运动锻炼应重点调养肝肾之功，如打太极拳、太极剑、八段锦、内养操、长寿功、固精功、保健功、内练生津咽津的功法等动静结合的传统健身项目。

育龄期阴虚质者由于阳气偏亢，不宜进行剧烈运动，避免大强度、大运动量的锻炼形式，避免在炎热的夏天，或闷热的环境中运动，以免出汗过多，损伤阴液。锻炼时要控制出汗量，以微微汗出为妙，及时补充水分。皮肤干燥甚者可多游泳，不宜洗桑拿。

咽津功

中国古代，有许多医学著作中，都记载了咽津功的方法和其作用，道家把它称为玉液炼丹。常年坚持锻炼，可以祛病、保健、防癌、延年。一般可于每天晨起及晚间睡眠前练习，也可以在午间休息、上班休息时间择时而习，或于在上班乘车途中，排队办事之时偷闲而习。这一健身方法简便易行，不占用专门的时间，也不用任何器械。每天坚持下来，便能达到"白玉齿边有玉泉，涓涓育我度长年"的效果。

预备式：姿势采用静坐、静卧、静站均可。宁心静气，调匀呼吸，鼻息口呼，轻吐三口气。

叩齿：口唇轻闭，首先，上下门牙齿叩击 9 次，然后左侧上下牙齿叩击 9 次，右侧上下齿叩击 9 次，最后上下门齿在叩击 9 次。

搅舌：即用舌头贴着上下牙床、牙龈、牙面来回搅动，

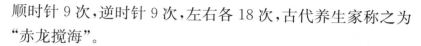

顺时针 9 次,逆时针 9 次,左右各 18 次,古代养生家称之为"赤龙搅海"。

漱津:搅舌后口中津液渐多,口含唾液用两腮作漱口动作 36 次。

咽津:漱津后,将津液分 3 次缓缓咽下,注意在吞咽时,要注意守丹田,好像把唾液送到丹田一样。

痰湿质的中医养生

痰湿质人群的体质特征

生活中,我们经常可以见到许多胖人,胖人之间往往有区别诸多,有的胖人很健康,比如篮球明星,体型匀称、肌肉结实,但有些胖人胖得出格,胖得成了病态,这在中医体质学上,属于痰湿体质。痰湿体质是指当人体内脏功能失调,易引起气血津液运化失调,水湿停聚,聚湿成痰而成痰湿内蕴表现,常表现为体形肥胖,腹部肥满,胸闷,痰多,容易困倦,身重不爽,喜食肥甘醇酒,舌体胖大,舌苔白腻,多因寒湿侵袭、饮食不节、先天禀赋、年老久病、缺乏运动而发病,常随痰湿留滞部位不同而出现不同的症状,发病倾向:易患消渴、中风、胸痹等,对梅雨及湿重环境适应力差。

[**总体特征**]痰湿凝聚,以形体肥胖、腹部肥满、口黏苔腻等痰湿表现为主要特征。

一般来说,痰湿质主要有以下几个方面的特征:

[**形体特征**]体形肥胖,腹部肥满松软。

[**常见表现**]面部皮肤油脂较多,多汗且黏,胸闷,痰多,口黏腻或甜,喜食肥甘甜黏,苔腻,脉滑。

[**心理特征**]性格偏温和、稳重,多善于忍耐。

[**发病倾向**]易患消渴、中风、胸痹等病。

[**对外界环境适应能力**]对梅雨季节及湿重环境适应能力差。

起居调摄

⟳ 环境起居

育龄期痰湿人群宜保持居室干燥,衣着应透湿散气,尤其应远离潮湿环境,因久居湿地及阴寒之地,会伤人阳气而致内湿停滞。痰湿瘀阻胞宫或阴器,则会影响男女的生殖机能。湿邪为阴邪,通过进行户外活动,经常晒太阳等振奋阳气的方式,可以抵抗阴邪,促使痰湿质向平和体质的转变。因此,育龄期的痰湿体质的男女,在平时的起居生活中,应当在阳光充沛时多去户外活动,经常晒太阳以舒展养气,调达气机。阴雨季天气湿冷时则要减少户外活动,避免受寒雨侵袭。

⟳ 饮食调养

育龄期痰湿体质的人群宜吃健脾祛湿的食物,果蔬类如淮山药、薏苡仁、鲫鱼、冬瓜、白扁豆、赤小豆、山楂等。少吃酸性的、寒凉的、腻滞的和生涩的东西,少饮含糖量高的饮料,因为甜能生湿,湿聚成痰。鲫鱼有益气健脾、清热解毒、通脉下乳、利水消肿等功效。《本草经疏》说"鲫鱼调味充肠,与病无碍,诸鱼中惟此可常食"。鲫鱼对痰湿质的育龄期男女来说是很好的食物。

食疗药膳

珍珠薏苡仁丸子

[**功效**] 健脾化湿,降脂轻身,适应脾虚湿盛,食少腹泻,四肢无力,头重等人群。

[**材料**] 瘦猪肉200克,薏苡仁150克,盐、味精、蛋清、淀粉、白糖、油适量。

[**制作**] 将猪肉剁成馅,做成直径2厘米大小的丸子备用,将薏苡仁洗净,备用的丸子裹上生薏苡仁,放在笼屉或蒸锅内蒸10~15分钟,然后取出丸子,放调味品勾芡即可。

山药冬瓜汤

[**功效**] 清热化痰、健脾益精。

[**材料**] 山药50克,冬瓜150克。

[**制作**] 将上述材料加入锅内,加开水后慢火煲约半小时,用盐调味食用。

三物化痰粥

[**功效**] 健脾化湿,降脂轻身。

[**材料**] 薏苡仁30克,炒扁豆15克,山楂15克,白糖适量。

[制作] 将三味药入水煮至熟烂成粥加入白糖即可食用。

精神调适

易神疲困顿,要多参加各种活动,多听轻松音乐,以动养神。

药物调理

平素可常服六君子丸或肾气丸以绝痰湿生化之源。也可请医生开平胃散调理,重点调补肺脾肾。可用温燥化湿之品,如半夏、茯苓、泽泻、瓜蒌、白术、车前子等。若肺失宣降,当宣肺化痰,选二陈汤;若脾不健运,当健脾化痰,选六君子汤或香砂六君子汤;若肾不温化,当选苓桂术甘汤。

足浴

和胃消脂方

[组成] 橘皮 30 克,鲜荷叶 1 张,炒麦芽 30 克,炒谷芽 30 克。

[用法] 将以上药物同入锅中,加水适量,煎煮 30 分钟,去渣取汁,倒入足浴器中,先熏蒸再足浴,每晚 1 次。7 天为 1 个疗程。

[功效] 消食和胃,促进食欲。主治过食高糖、高脂食物等所致亚健康状态。

消食和胃方

[组成] 青皮 30 克,陈皮 30 克,焦山楂 30 克。

[**用法**] 将以上药物同入锅中,加水适量,煎煮 30 分钟,去渣取汁,倒入足浴器中,先熏蒸再足浴,每晚 1 次。7 天为 1 个疗程。

[**功效**] 消食和胃,促进食欲。主治过食高糖、高脂食物等所致亚健康状态。

消食通便方

[**组成**] 槟榔 30 克,生山楂 10 克。

[**功效**] 消导化湿、通便降脂。

[**用法**] 将以上药物同入锅中,加水适量,煎煮 30 分钟,去渣取汁,倒入足浴器中,先熏蒸再足浴,每晚 1 次。7 天为 1 个疗程。

经络腧穴保健

痰湿体质往往是由于脾的失调引起的,因为"痰"的产生主要是由各种原因导致脾的运化功能失调,营养不能被人体充分利用而转化成了半成品——痰湿,所以有"脾为生痰之源"的说法。而经络调养主要是通过推拿按摩人的脾胃经或点按这些经络上的穴位,来达到健脾利湿、祛痰的功效。因此痰湿质的经络保健以健脾益气、利湿化痰为主。

穴位保健

承山

[**位置**] 位于小腿后面,当伸直小腿或足跟上提时,腓

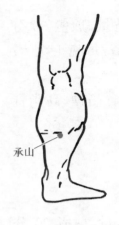

承山

肠肌肌腹下出现的尖角凹陷处即是,左右各一穴。

[作用] 运化水湿,固化脾土。双侧承山配合肩井(位于肩上,前直乳中,当大椎与肩峰端连线的中点,即乳头正上方与肩线交接处)可缓解颈腰背酸痛。

[按揉方法] 揉按承山时,开头只能轻轻地按、轻轻地揉,以感觉到酸胀微痛为宜,慢慢地可以加重手法,在能保障效果的情况下,应该尽量把疼痛减到最小。也可以在每天早上起床时,将两腿伸到床外,让承山穴正好搁在床沿上,两腿左右摆动,以按摩承山。

太冲

[位置] 位于足背侧,当第 1 跖骨间隙的后方凹陷处,左右各一穴。简便取穴:用手指沿着足部母趾、次趾之间的夹缝向上移压,能感觉到动脉应手的位置即是太冲。

太冲

[作用] 燥湿生风。配合谷称为四关,主治头痛、眩晕、口㖞等。

[按揉方法] 先用温水泡脚 10～15 分钟,用双手拇指由涌泉向脚后跟内踝下方推按 5 分钟后,再由下向上推按至太冲穴 5 分钟。

丰隆

[位置] 位于小腿前外侧,外踝尖上 8 寸,距胫骨前缘

两横指。左右各一穴。

　　[作用] 化痰湿、清神志。适于痰湿诱发的胸腹痛、呕吐、便秘、眩晕、烦心、面浮肿、四肢肿等症状。

　　[按揉方法] 大拇指或中指按压，每次按压 5 分钟，每天 2 次，左右交替按揉，按压时以酸、麻、胀的感觉为度。

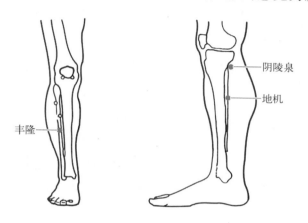

　　阴陵泉

　　[位置] 位于小腿内侧，在胫骨内侧髁下方凹陷处。左右各一穴。

　　[作用] 健脾利水、通利三焦。适于腹胀、腹泻、浮肿、黄疸等脾不运化水湿证。

　　[按揉方法] 大拇指或中指按压，每次按压 5 分钟，每天 2 次，左右交替按揉，按压时以酸、麻、胀的感觉为度。

　　地机

　　[位置] 位于小腿内侧，在胫骨内侧髁后下方，下 3 寸处。左右各一穴。

[作用] 健脾渗湿,调经止带。适于腹痛、腹泻等脾胃病证;小便不利、浮肿等脾不运化水湿证。

[按揉方法] 大拇指或中指按压,每次按压 5 分钟,每天 2 次,左右交替按揉,按压时以酸、麻、胀的感觉为度。

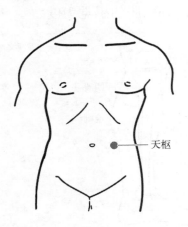
天枢

天枢

[位置] 位于腹部,在肚脐两侧 2 寸处。左右各一穴。

[作用] 疏调肠腑,理气行滞。适于腹痛、腹胀、便秘、腹泻、痢疾等胃肠病证。

[按揉方法] 双手交叉重叠置于天枢上,稍用力、快速、小幅度的上下推动,至局部有酸胀感为度。

健脾化湿经络按摩操

手按合谷压承山,阴陵泉有丰隆配。

双手摩腹通三焦,益气健脾利水湿。

(1)患者自己用拇指指腹用力按揉合谷穴 2~5 分钟,以局部有酸胀感并放射至手臂为度。

(2)患者自己用拇指按压小腿部承山穴 2~5 分钟,也可同时做顺时针、逆时针的揉法。

(3)患者自己用大拇指按揉阴陵泉、丰隆,可同时做顺时针、逆时针的揉法,双腿都按摩,每次按摩 5 分钟。

(4)患者自己用手掌摩腹,每日睡前用手掌在脐下丹

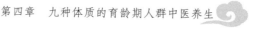

田,伴随均匀有深度的呼吸频率,反复摩擦,直到小腹微热。

艾灸疗法

艾灸足三里、气海,每次 15 分钟,隔日 1 次。足三里、丰隆、天枢等均是具有健脾利湿、化痰功效的穴位,经常按揉、温灸这些穴位可以健脾化痰,去除有形和无形之痰,达到改善痰湿体质的效果。

刮痧

痰湿质人群可刮拭背部膀胱经:从肺俞经肝俞、胆俞、脾俞、胃俞、三焦俞穴至肾俞。肺主通调水道,脾主运化水液,肾为主水之脏。疏通背部膀胱经,可助津液运行、输布。或者刮拭循行于手臂外侧的三焦经:从天井(肘尖后上方 1 横指处,屈肘凹陷处)经支沟(臂背侧,腕横纹上约 3 横指处)、阳池(臂背侧腕横纹中间处)刮拭至关冲(无名指外侧,甲角旁)。刮拭三焦经,可通利三焦,调行水液代谢。亦可刮拭腹部胃经:从梁门经滑肉门、天枢至水道进行刮拭,可调节胃肠,促进代谢。其中滑肉门穴有消脂祛痰之功,也是减肥的有效穴位。还可刮拭小腿外侧前缘的胃经:从足三里(外膝眼下 4 横指、胫骨边缘)至丰隆(胫骨前缘外 2 横指处)。足三里可健脾益胃,丰隆可和胃气,化痰湿,清神志。

拔罐

患者采取俯卧的体位,用玻璃罐在其背部膀胱经处排罐：在人体背上脊柱两边，从上到下依次进行。身体强壮者罐与罐之间的距离不超过 1 寸；身体衰弱者罐与罐之间的距离相隔 1～2 寸，留罐 10～15 分钟。

排罐可以起到疏通经络的作用。同时，还可以把对应的五脏六腑里的郁热给吸出来，达到祛风除湿、清热泻火、行气通络的功效。

运动养生

运动锻炼以有氧运动为主，不宜操之过急，应选择一些缓和、容易坚持的运动项目，根据身体素质适当选择如慢跑、游泳、武术、八段锦、五禽戏、太极拳、太极剑等，以及适合自己的各种舞蹈及球类运动；也可选择举重、平衡球等力量耐力锻炼以增加身体肌肉含量；还可选择站桩功、保健功、长寿功等气功，以加强运气功法。

有氧运动宜选择环境优美、空气新鲜的地方，循序渐进，持之以恒，每次运动应坚持 40 分钟以上。活动量由小到大逐渐增强，以使脏腑功能得到锻炼，让疏松的皮肉逐渐转变成结实、致密的肌肉。适当出汗，使湿邪排出，运动时间可选择 14：00～16：00 阳气极盛之时，但运动时不宜汗出过多、过急，尤其是秋冬季节见汗即可，循循排出避伤阳气；同时运动过程中应保持水的充足，防止出现脱水。运动出汗时，不要马上吹空调、风扇，不要马上冲凉，运动后不宜急速大量饮水。

湿热质的中医养生

湿热质人群的体质特征

　　中医学认为湿浊是一种侵害人体的邪气,有内湿和外湿之分。内湿是由于脾功能失调,不能正常运化和输布身体的津液而导致"水湿内停"产生的。外湿则是由于长期生活在潮湿的气候环境钟,或者居住的环境太潮湿,或者淋雨涉水感受了湿邪,使得湿邪由外侵入人体。这两者相互独立又相互联系,体内有湿的人比一般人更容易感受环境中的湿邪。

　　中医的"热"是指一类具有升腾特性的炎热邪气。"上火"是一种火邪为患的病变。人体一旦被这类邪气侵犯,就会表现出发热、红肿、烦躁这一类的症状,尤其容易生疮疖,最常见的就是痘痘。"大热不止,热盛则肉腐,肉腐则脓成"就是中医对发痘痘的解释,它是热邪聚集在皮肤局部,不断炙烤,到一定程度后,皮肤就腐坏了,从而形成了痘。

　　通常湿热不分家。有了热,湿也跟着来了。一旦身体里蓄积了湿,热也就缠绵不断、分解不清了。那么这两者究竟是怎样纠结在一起的呢? 夏秋季是一年中湿热较重的时候,如果身体不够好,湿热邪气就会入侵。要是脾运化失调,湿浊之气就会蓄积体内,堆积在脏腑、经络之间。这时候,身体里的热就不断炙烤这些湿浊之气,就想大热天捂着一样东西。时间久了，自然就会产生一个热度，这就是中医说的"化热"，从而形成湿热体质。此外，阴虚生内热，这个热和湿结在一起也会形成湿热。湿与热纠结在体内，就表现出湿热方面的症状。

一般来说，湿热质主要有以下几个方面的特征：

[**总体特征**] 湿热内蕴，以面垢油光、口苦、苔黄腻等湿热表现为主要特征。

[**形体特征**] 形体中等或偏瘦。

[**常见表现**] 面垢油光，易生痤疮，口苦口干，身重困倦，大便黏滞不畅或燥结，小便短黄，男性易阴囊潮湿，女性易带下增多，舌质偏红，苔黄腻，脉滑数。

[**心理特征**] 容易心烦急躁。

[**发病倾向**] 易患疮疖、黄疸、热淋等病。

[**对外界环境适应能力**] 对夏末秋初湿热气候，湿重或气温偏高环境较难适应。

起居调摄

◉ 环境起居

当湿热邪气入侵机体，此时如果脾气亏虚，运化失调，湿浊之气就会蓄积体内，堆积在脏腑、经络之间。这时候，身体里的热就不断炙烤这这些湿浊之气，就想大热天捂着一样东西。时间久了，自然就会产生一个热度，这就是中医说的"化热"，从而形成湿热体质。此外，阴虚生内热，这个热和湿结在一起也会形成湿热。湿热蕴结于体内，会影响育龄期男女的生殖功能。因此，湿热质人群尤宜避暑湿，环境宜干燥通风，不宜熬夜，不宜过度劳累，长夏应避湿热侵袭。居室常要开窗通风，宜尽量保持室内干燥、空气清新，空调房呆得时间不宜过久。平时多进行户外活动，以舒展阳气，调达气机，湿热交蒸气候时应尽量减少户外活动，避免受湿热之邪。

饮食调养

育龄期湿热体质的人群宜食清利湿热等滋补药食，如绿豆、薏苡仁、苦瓜、冬瓜、丝瓜、菜瓜、芹菜、荸荠竹笋、紫菜、海带、四季豆、赤小豆、梨子、绿茶、花茶、鲫鱼、兔肉、鸭肉、田螺。不宜食用麦冬、熟地黄、银耳、燕窝、雪蛤、阿胶麦芽糖；少吃甜食、辛辣刺激的食酒；不食油炸煎炒烧烤食物。

食疗药膳

双花饮

[**功效**]金银花、菊花同用能解暑热、清头目，配山楂消饮食，通血脉且可增加酸味。用于伤暑身热、烦渴、眩晕、火毒目赤、咽痛、疮疖等病证。

[**材料**]金银花 15 克，菊花 15 克，山楂 25 克。

[**制作**]将金银花、菊花、山楂择选洗净，放入洁净锅内，注入清水适量，用文火烧沸约半小时，去渣取汁代茶饮。

西须饮

[**功效**]清热利湿。

[材料] 西瓜 500 克,玉米须 50 克。

[制作] 玉米须洗净加水煮沸,去渣取汁,将西瓜榨汁倒入,搅拌,冷却后服用。

薏苡仁清化茶

[功效] 清热解毒、祛湿化浊。

[材料] 薏苡仁 30 克,赤小豆 30 克,淡竹叶 15 克,马齿苋 15 克。

[制作] 赤小豆和薏苡仁洗净后,放入锅中用清水浸泡 4 小时以上。泡好后加入淡竹叶和马齿苋开火煮,先大火煮至水烧开,然后转小火煮。在煮好前 20 分钟放入少许冰糖继续熬煮至冰糖融化即可关火。

精神调适

多参加愉快轻松的活动,放松身心。

药物调理

中成药可选泻青丸或甘露消毒丹常服调理,可用甘淡苦寒清热利湿之品,如黄芩、黄连、龙胆草、虎杖、栀子等。方药可选龙胆泄肝汤、茵陈蒿汤等。暂不宜用人参、黄芪、紫河车(人胎盘)等温补类保健品,也不宜服食膏方。

足浴

清热利湿方

[组成] 蒲公英 30 克,生大黄 20 克,茵陈 20 克。

　　[**用法**] 将以上药物同入锅中，加水适量，煎煮 30 分钟，去渣取汁，倒入足浴器中，先熏蒸再足浴，每晚 1 次。7 天为 1 个疗程。

　　[**功效**] 清热利湿。主治肝胆病、胃肠消化系统疾病。

　　止痒方

　　[**组成**] 白癣皮 30 克，黄芩 20 克，黄柏 10 克，蛇床子 10 克。

　　[**用法**] 将以上药物同入锅中，加水适量，煎煮 30 分钟，去渣取汁，倒入足浴器中，先熏蒸再足浴，每晚 1 次。7 天为 1 个疗程。

　　[**功效**] 清热解毒、消炎退热、止痒消肿。主治皮肤瘙痒。

　　清利聪耳方

　　[**组成**] 茵陈 20 克，黄连 20 克，连翘 10 克，石菖蒲 10 克。

　　[**功效**] 清热利湿，聪耳。主治肝胆病、胃肠消化系统疾病、听力下降。

经络腧穴保健

　　湿热体质的人群体内湿热明显者首选足太阳膀胱经进行治疗。足太阳膀胱经是人体循行部位最广的一条经络，也是穴位分布最多的经络，全身气血运行的大枢纽。所以，刺激膀胱经，可以疏通全身气血，将湿热瘀滞在体内的邪气排出体外。因此湿热质的经络保健以疏利肝胆，清热利湿为主。

穴位保健

合谷

[位置] 在手背,第1、2掌骨间,第2掌骨桡侧中点处,即通常说的虎口处。简便取穴:以一手的拇指指骨关节横纹,放在另一手拇、食指之间的指蹼缘上,拇指尖下就是合谷。

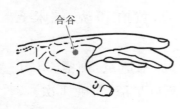
合谷

[作用] 清热解表,镇静止痛。适于头痛、口眼歪斜、耳聋等实热性五官疾病,肢体、内脏等疼痛,热病、无汗、多汗等病证。

[按揉方法] 大拇指按压,每次按压2～3分钟,按压时以酸、麻、胀的感觉为宜。

肺俞

[位置] 位于背部,在第3胸椎棘突下,旁开2寸。左右各一穴。

[作用] 清利肺热,宣肺理气。适于胁痛、黄疸;癫狂痫;脊背痛等病证。

[按揉方法] 用食指、中指在穴位上按揉,揉15～30次,用两手大拇指指腹自肺俞穴沿肩胛骨后缘向下分推,约分推30次。

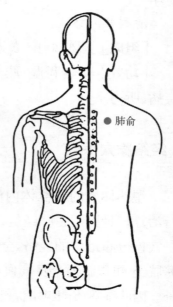
●肺俞

阴陵泉

[位置] 位于小腿内侧，在胫骨内侧髁下方凹陷处。左右各一穴。

[作用] 健脾理气，通经活络。适于腹胀、腹泻、浮肿、黄疸等脾不运化水湿证。

[按揉方法] 大拇指或中指按压，每次按压 5 分钟，每天 2 次，左右交替按揉，按压时以酸、麻、胀的感觉为度。

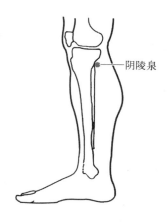

八髎

[位置] 位于骶椎，分上髎、次髎、中髎和下髎，左右共八个穴位，分别在第 1、2、3、4 骶后孔中，合成"八穴"。

[作用] 清热利湿。适于腰骶部痛、下腰痛、坐骨神经痛、下肢痿痹、小便不利、小腹胀痛等病证。

[按揉方法] 用拇指 1 次从上髎穴开始往下按压，每次约 15 分钟，以酸、麻、胀感为度。

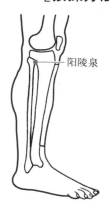

阳陵泉

[位置] 位于小腿外侧，腓骨小头前下方凹陷处。左右各一穴。

[作用] 清利肝胆，清热止痛。适于黄疸、口苦、呃逆、胁肋疼痛等肝胆疾病，下肢痿痹、膝膑肿痛等下肢、膝关节疾患，肩痛等病证。

[按揉方法]大拇指或中指按压,两侧同时操作,每次按压5分钟,按压以酸、麻、胀感为度。

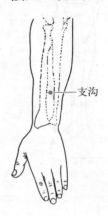

支沟

[位置]位于前臂背侧,腕背横纹上3寸,尺骨与桡骨之间。左右各一穴。

[作用]清热理气,降逆通便。适于耳聋、耳鸣、胁肋痛,便秘,瘰疬等病证。

[按揉方法]大拇指按压,每次按压5分钟,每天2次,左右交替按揉,按压时以酸、麻、胀感为度。

刮痧

刮痧可以促进体内的湿热外排。具体方法:先涂刮痧油,用刮痧板与皮肤呈45°角在从肺俞穴开始,经心俞、膈俞、肝俞、胆俞、脾俞、胃俞至肾俞穴。肺俞穴和膈俞穴是治疗潮热的有效穴位,在这两个穴位刮拭点按都有调治湿热的作用。或者重点刮拭曲池穴(屈肘成直角,当肘弯横纹尽头处),刮拭此穴可燥化大肠经湿热,推走水湿。刮拭程度以皮肤潮红或出痧点为度。

运动养生

湿热体质人群体内阳气充足,内有蕴热,适合做大强度、大运动量的运动,有益于心脏血脉的活动,如中长跑、游泳、爬山、球类、武术、瑜伽、太极拳、广播操等,其中游泳是最佳选择;养生功法方面,以动桩功、保健功、长寿功为宜。使全身各部位都能活动,以助气血运行为原则。

在盛夏暑湿较重的季节,由于气温高、湿度大,应减少户外活动。可选择清晨或晚间相对凉爽时进行适量运动,有利于排湿毒。特别在春季要多做筋骨肌肉关节的舒展运动,以利肝胆功能的发挥。

⮞ 瑜伽

长期练习瑜伽能够修身养性、平静内心,增强抵抗力,促进血液循环、新陈代谢,改善心肺功能,增强生命力,减缓或消除各种慢性疾病。

练瑜伽可以锻炼身体,可以让月经不调恢复正常。女人在生理期的时候,并不是什么运动都不能做的,但是可以适当的做些柔和的瑜伽动作,缓解生理期不适和痛经。所以,从某种角度上讲,瑜伽确实具有治疗妇科病的作用。

吉祥休息式

上半身平躺于长枕,头部后方放置一条毛巾,双腿弯曲,运用瑜伽绳固定住双脚与臀部距离,膝盖下方各放置两个瑜伽砖,双手放松,置于身体两旁,保持呼吸。停留时间可依自己的喜好来调整。可舒缓痛经及经期引发的腹部痉挛,减轻子宫的沉重感及骨盆腔的压力,延展胸腔,稳定情绪。

双腿延展式

双腿横向延伸,双脚勾起,臀部坐在枕头上,双手放在臀部后方,眼睛平视,背部向上延伸,保持呼吸。停留0.5～1分钟。能促进骨盆腔的血液循环,使月经顺利排出,也可以刺激并加强卵巢功能。

鱼式

坐位,先将一侧肘部撑地,将上体后仰,渐渐地将另一肘部也触地支撑。两肘及前臂支撑,抬高胸部,头顶触地板,成弓形。闭眼,保持5～15秒,缓慢地呼吸回位,放松。可刺激下体、松果腺,提高生殖腺活动,治疗女性不孕症等。

血瘀质的中医养生

血瘀质的体质特征

生活中,常见这样的人,不小心磕到身体某部位了,他被磕的部位却很快起了一大块乌青,这种情况对他,却不会这样,这是怎么回事? 是因为这个人的体质出了问题,在中医体质学上,这种人属于血瘀体质。血瘀体质,就是血脉不流畅,就像管道被堵了一样。血瘀体质是指当人体脏腑功能失调时,易出现体内血液运行不畅或内出血不能消散而成瘀血内阻的体质,常表现面色晦暗,皮肤粗糙呈褐色,色素沉着,或有紫斑,口唇淡白,舌质青紫或有瘀点,脉细涩。

多因七情不畅,寒冷侵袭,年老体虚、久病未愈等病因而发病,常随瘀血阻滞脏腑经络部位不同而出现不同的症状,易患癥瘕、痛证及血证。血瘀质育龄期的女性常常会有月经量少、有血块、痛经的问题,日久会影响到孕育胎儿,男子若是血瘀体质也会影响其精液的生成及排泄。应以活血化瘀为总治则,平素注意调护改善血瘀体质防止疾病发生。

一般来说,血瘀质主要有以下几个方面的特征:

[**总体特征**]血行不畅,以肤色晦暗、舌质紫暗等血瘀表现为主要特征。

[**形体特征**]胖瘦均见。

[**常见表现**]肤色晦暗,色素沉着,容易出现瘀斑,口唇黯淡,舌黯或有瘀点,舌下络脉紫黯或增粗,脉涩。

[**心理特征**]易烦,健忘。

[**发病倾向**]易患癥瘕及痛证、血证等。

[**对外界环境适应能力**]不耐受寒邪。

起居调摄

环境起居

育龄期血瘀质男女通常是由于肝气郁结,气机阻滞,则血行不畅,必然导致血瘀,表现为胁肋刺痛、症积肿块、舌青紫或瘀点瘀斑等,影响冲任二脉,则冲任失调,可见妇女月经不调、痛经、闭经或经血有块等。长久则会引起不孕。因此,在环境起居上,应注意多舒展气机,例如多做深吸气后缓慢吐出,天气寒凉时注意保暖,居室也尽量保持温暖,外出活动锻炼以早晨 9 点后或下午为宜。血得温则行,居住宜温不宜凉;冬应防寒。防止寒邪入体,阻碍气血经络,影响生育。作息规律,睡眠足够,不可过逸免气滞血瘀。

饮食调养

血瘀体质宜食活血化瘀之品,如山楂、金橘、桃仁等果品类,韭菜、洋葱、大蒜、桂皮、生姜、生藕、黑木耳、黑大豆、竹笋、紫皮茄子、魔芋等蔬菜类,螃蟹、海参等水产类。少喝白酒,可以少量地饮用红葡萄酒、糯米甜酒。不宜吃收涩、寒凉、冰冻的食品。从中医理论上讲,寒邪侵表,寒凝瘀滞,若寒袭胞宫,则会影响受孕及胎儿的生长发育。

食疗药膳

首乌黑豆红枣粥

[功效] 健脾活血、利水消肿、补益肝肾,养心宁神。

[材料] 制首乌 20 克,黑豆 30 克,红枣 30 克,粳米 100克,冰糖适量。

[制作] 制首乌、黑豆、红枣和粳米分别洗净,沥去水分备用;锅中加适量清水,放入制首乌、黑豆、红枣和粳米,武火煮沸后改文火熬煮成粥;最后加适量冰糖,略煮即可。

丹参芹菜粥

[功效] 清热凉血,化瘀散结。

[材料] 丹参 15 克,芹菜 60 克,粳米 150 克。

[**制作**]丹参切片,芹菜切段,葱切碎,将粳米、丹参、芹菜放入锅中煮成粥,加葱花、盐调味即可。

黑豆川芎粥

[**功效**]活血祛瘀,补肾益精。

[**材料**]川芎 15 克,生山楂 15 克,黑豆 25 克,粳米 50 克。

[**制作**]将川芎用纱布包裹,与生山楂、黑豆、粳米一起放入锅中煮成粥,加入适量红糖,分次食用。

精神调适

血瘀体质之人在精神调养上,要注意培养乐观的情绪。精神愉快则气血和畅,血液流通,有利于血瘀体质的改善。反之,此种体质者若陷入苦闷、忧郁情绪中则会加重血瘀倾向。保持心情的舒适顺畅对血瘀体质者的身体益处十分重要。

药物调理

可自行常少量饮桃仁红花酒,或请中医师开桃红四物汤调理,常进行全身按摩、药浴、足浴、足底按摩等以促进全身血液运行。可用当归、川芎、怀牛膝、徐长卿、鸡血藤、茺蔚子等活血养血的药物,成方可选四物汤等。若血瘀伴有气郁,当配伍疏肝理气药;若伴有气虚,当配伍益气健脾药。

足浴

冬季晚上热水泡脚到膝下,泡至通红,浑身发热。将小腿、脚掌擦干,用拇指反复点压揉按太冲、三阴交、血海、足三里,以局部感觉酸胀痛为度,然后再用清艾条温灸三阴交、足三里。

活血化瘀方

[**组成**] 银杏叶 50 克,槐花 30 克,丹参 30 克。

[**用法**] 将以上药物同入药罐中,清水浸泡 30 分钟,加水 2 000 毫升煎汤,煮沸 20 分钟后去渣取汁,将汁倒入足浴器中,先熏蒸再足浴,每晚 1 次。20 天为 1 个疗程。

[**功效**] 平肝活血,软化血管,降血脂。适用于防治中心脑血管疾病。

活血温络方

[**组成**] 当归 30 克,川芎 20 克,红花 20 克,山楂 10 克。

[**用法**] 将以上药物同入药罐中,清水浸泡 30 分钟,加水 2 000 毫升煎汤,煮沸 20 分钟后去渣取汁,将汁倒入足浴器中,先熏蒸再足浴,每晚 1 次。20 天为 1 个疗程。

[**功效**] 养血活血,温经通络。适用于防治心脑血管疾病。

滋肾祛瘀方

[**组成**] 当归 30 克,牛膝 20 克,干姜 20 克,桂枝 10 克。

[**用法**] 将以上药物同入药罐中,清水浸泡 30 分钟,加水 2 000 毫升煎汤,煮沸 20 分钟后去渣取汁,将汁倒入足浴器中,先熏蒸再足浴,每晚 1 次。20 天为 1 个疗程。

[**功效**] 活血散瘀、温经通络、补肾壮骨、温中回阳、祛风散寒、消肿止痛。主治颈肩酸软、腰椎间盘突出症、坐骨神经痛、双下肢麻木、膝、足跟骨刺增生。

经络腧穴保健

用保健按摩来缓解血瘀,它的原理是通过被动的运动来调节肌肉的收缩和舒张,以促进血液循环,使气血通畅、瘀者得疏、滞者得行,从而起到活血化瘀、祛瘀生新的作用。因此,血瘀质的经络保健以活血通络为主。常用的活血通络的穴位有膈俞、血海、大椎、百会、关元、印堂、膻中、三阴交等。

穴位保健

膈俞

[位置] 位于背部,第 7 胸椎棘突下,旁开 1.5 寸。左右各一穴。简便取穴:背过手,摸到肩胛骨和脊椎骨之间的凹陷,就是膈俞。

[作用] 补血养血,活血化瘀。适于呕吐、呃逆、气喘、吐血等上逆之证,贫血,瘾疹、皮肤瘙痒,潮热、盗汗等病证。

[按揉方法] 大拇指或中指按压,每次按压 5 分钟,每天 2 次,左右交替按揉,按压

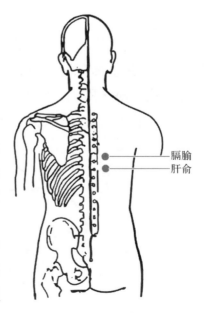

膈俞
肝俞

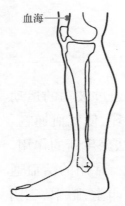

血海

时以酸、麻、胀的感觉为度。

血海

[位置] 位于大腿内侧,屈膝,在髌骨底内侧缘上 2 寸,股四头肌内侧头的隆起处。简便取穴:患者屈膝,另一人以左手掌按于患者右膝髌骨上缘,第二至第五指自然伸直,拇指约呈 45°倾斜,拇指尖下即是血海穴。左右各一穴。

[作用] 健脾化湿,调经统血。适于瘾疹、湿疹、丹毒等血热性皮肤病。

[按揉方法] 大拇指或中指按压,每次按压 5 分钟,每天 2 次,左右交替按揉,按压时以酸、麻、胀的感觉为度。

膻中

[位置] 位于前正中线,两乳头连线的中点。

[作用] 具有宽胸理气、活血通络、清肺止咳、舒畅心肺的功能。对于胸闷、咳喘、吐逆、心悸等症状有良好的效果。对于肝病患者,经常按摩膻中,有显著的效果。

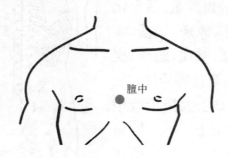

膻中

［**按揉方法**］拇指或中指的指腹,力度稍以疼痛感为宜。每次按摩 10 秒,6 次为 1 遍,每天 35 遍。按摩动作要轻揉。

肝俞

［**位置**］位于人体的背部脊椎旁,第 9 胸椎棘突下,左右二指宽处,左右各一穴。

［**作用**］疏肝理气、降火退热、益肝明目、行气止痛,可缓解治疗肝病、失眠、吐血、目眩等。

［**按揉方法**］用掌根部按揉肝俞,力度以老人能承受为主。

刮痧

血瘀体质可以通过刮拭后背脊椎骨旁的足太阳膀胱经,由上而下刮拭可改善血液循环,或者刮拭血海,该穴有化血为气,运化脾血的功能,是治疗瘀血证的重要穴位。

运动养生

现在越来越多的办公室一族成为血瘀体质人群,就是由于久坐不动,气血不通造成的,所以运动对于改善此体质来说也很重要。合理的运动可促进气血的流通,改善血瘀体质。由于"心主血脉",所以应该多做一些有益于心脏,促进气血运行的运动,比如中慢速跑步、游泳、太极拳、太极剑、导引、易筋经、五禽戏、徒手健身操、保健按摩术、舞蹈、步行健身等都是适宜的运动项目,使全身气血畅通。

平时生活中血瘀体质者也要注意保暖,避免生冷,避免太久保持一个姿势。此外,此类人群一般心血管功能较弱,不宜做大强度的体育锻炼。应采用小负荷、多次数的健身锻炼法,如太极拳、八段锦、气功、散步、广播操等。多做一些有益于心脏血脉的活动,如各种舞蹈、太极拳、八段锦、动桩功、长寿功、内养操、保健按摩术均可。总体来说,以全身各部都能活动,助气血运行为原则。

气郁质的中医养生

气郁质的体质特征

气郁体质,主要表现在气不顺了。这种人给人一种惆怅、不是很阳光的印象,内心很郁闷,对世间的很多事情都是比较低沉的,情绪是低落的。气郁体质的人是抑郁症的主发人群。一般来说,气郁和人本身的性格有关,有的人平素性情急躁易怒,易激动,有的人经常郁郁寡欢,疑神疑鬼。这几种性格的形成,可能是先天遗传,也有可能是生活中受到精神刺激、突然惊吓、恐惧。有些人由于个人欲望得不到实现,长期忧愁、郁闷、焦虑等,有了心事也不愿意讲出来,自己也不能化解,时间一长,堵在心里的怨气越来越多,就觉得心烦胸闷,引起气机运行不畅。中医认为,人体"气"的运行主要靠肝的调节,气郁主要表现在肝经所经过的部位气机不畅,所以又叫做"肝气郁结"。肝气郁结,气机阻滞,则血行不畅,必然导致血瘀,表现为胁肋刺痛、症积肿块、舌青紫或瘀点瘀斑等。影响冲任二脉,则冲任失调,可见妇女月经不调、痛经、闭经或经血有块等。长久则会引起不孕。

一般来说,气郁质主要有以下几个方面的特征:

[**总体特征**] 气机郁滞,以神情抑郁、忧虑脆弱等气郁表现为主要特征。

[**形体特征**] 形体瘦者为多。

[**常见表现**] 神情抑郁,情感脆弱,烦闷不乐,舌淡红,苔薄白,脉弦。

[**心理特征**] 性格内向不稳定、敏感多虑。

[**发病倾向**] 易患脏躁、梅核气、百合病及郁证等。

[**对外界环境适应能力**] 对精神刺激适应能力较差;不适应阴雨天气。

起居调摄

环境起居

忧思郁怒、精神苦闷是导致气血郁结的原因所在。气血郁结,同样不利于孕育,因此,气郁质的育龄期男女在环境起居上,尤其应重视心情的舒畅。室内常通风,装修宜明快亮丽,可以带来愉悦的心情。同时,居室应保持安静,禁止喧哗,光线宜暗,避免强烈光线刺激。心肾阴虚者居室宜清静,室内温度宜适中。注意劳逸结合,早睡早起,保证有充足的睡眠时间。

饮食调养

育龄期气郁质男女在饮食调养上,应选用具有理气解郁、调理脾胃功能的食物,如大麦、荞麦、高粱、刀豆、蘑菇、豆豉、苦瓜、萝卜、洋葱、菊花、玫瑰等。气郁体质者应少食收敛酸涩之物,如乌梅、南瓜、泡菜、石榴、青梅、杨梅、草莓、杨桃、酸枣、李子、柠檬等,以免阻滞气机,气滞则血凝。亦不可多食冰冷食品,如雪糕、冰激凌、冰冻饮料等。

食疗药膳

合欢金针解郁汤

[功效]解郁忘忧,宁心安神。

[材料]合欢皮(花)15 克,茯苓 12 克,郁金 10 克,浮小麦 30 克,百合 15 克,黄花菜 30 克,红枣 6 个,猪瘦肉 150克,生姜 2 片,食盐适量。

[制作]各药物洗净,稍浸泡;红枣去核;黄花菜洗净浸泡,挤干水;猪瘦肉洗净,不必刀切。一起与生姜放进瓦煲内,加入清水 2500 毫升(10 碗量),武火煲沸后,改为文火煲约 2 小时,调入适量食盐便可。

菊花鸡肝汤

[功效]疏肝清热,健脾宁心。

[材料]鸡肝 100 克,菊花 10 克,茉莉花 24 朵,银耳 15克,料酒、姜汁、食盐适量。

[**制作**]鸡肝洗净切薄片,菊花、茉莉花温水洗净,银耳15 克洗净撕成小片,清水浸泡备用。水烧沸,先入料酒、姜汁、食盐,随即下入鸡肝及银耳,煮沸,打去浮沫,待鸡肝熟,调味。再入菊花、茉莉花稍沸即可。

解郁理气鱼

[**功效**]疏肝理气,健脾和胃,解郁宁神。

[**材料**]八月札 30 克,砂仁 1.5 克,黄花菜 30 克,鳊鱼尾 500 克,葱、姜、盐等各适量。

[**制作**]八月札、砂仁煎煮 30 分钟后去渣取汁。鳊鱼去鳞及内脏,将黄花菜及鱼下锅并倒入药汁,加适量水,少许葱、姜、盐等佐料共煮。熟后吃鱼喝汤。

精神调适

气郁质人群要有意识地培养自己开朗、豁达的性格,多参加有益的社会活动。结交知心朋友,及时向朋友倾诉不良情绪,寻求朋友的帮助。"不识庐山真面目,只缘身在此山中",他人的一席"过来之谈",很可能给人"柳暗花明又一村"的感觉。过度思虑,会使脾胃不运、消化不良,出现腹胀、食欲不振、善太息(常叹气)、大便不畅等。痰湿、瘀血、气虚、气郁体质的人,最应注意避免。努力培养一些兴趣爱好,听听音乐,适当运动,多和人交流进行自我调节,保持心情舒畅,气机调畅。"喜胜忧",要主动寻快乐,常看喜剧、励志剧、听相声,勿看悲苦剧。多听轻松开朗音乐,多社交活动以开朗豁达。

◑ 药物调理

　　常用香附、乌药、川楝子、小茴香、青皮、郁金等疏肝理气解郁的药为主组成方剂，如越鞠丸等。若气郁引起血瘀，当配伍活血化瘀药。

◑ 足浴

　　解忧方

　　[组成] 金橘叶 30 克，郁金 30 克，川芎 15 克。

　　[用法] 将以上药物同入锅中，加水适量，煎煮 2 次，每次 30 分钟，合并滤液，倒入足浴器中，先熏蒸再足浴，每晚 1 次。10 天为 1 个疗程。

　　[功效] 疏肝解郁，理气通络。主治情绪忧郁，胸胁胀痛。

　　顺气方

　　[组成] 橘皮 30 克，橘核 15 克，橘络 5 克。

　　[用法] 将以上药物同入锅中，加水适量，煎煮 2 次，每次 30 分钟，合并滤液，倒入足浴器中，先熏蒸再足浴，每晚 1 次。10 天为 1 个疗程。

　　[功效] 疏肝解郁，理气通络。主治情绪忧郁，胸胁胀痛。

　　消愁方

　　[组成] 柴胡 30 克，青皮 30 克，薄荷 10 克。

　　[用法] 将以上药物同入锅中，加水适量，煎煮 2 次，每次 30 分钟，合并滤液，倒入足浴器中，先熏蒸再足浴，每晚 1

次。15 天为 1 个疗程。

[**功效**] 疏肝解郁,理气通络。主治情绪忧郁,胸胁胀痛。

经络腧穴保健

气机的舒畅与肝的关系密切,足厥阴肝经的穴位可以调理气机的运行,改善气郁质体质。常用穴位有:太冲、合谷、人中、行间、足三里、三阴交、后溪、内关、肝俞、膈俞。

穴位保健

太冲

[**位置**] 位于足背侧,当第 1 跖骨间隙的后方凹陷处(第 1、2 趾跖骨连接部位中间处)。以手指沿拇趾、次趾夹缝向上移压,压至能感觉到动脉映手,即是此穴。

[**作用**] 燥湿生风。适于头痛,眩晕,疝气,月经不调,癃闭,遗尿,胁痛,腹胀,黄疸,呕逆,咽痛嗌干,目赤肿痛,膝股内侧痛,足跗肿,下肢痿痹。

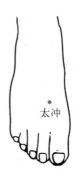
太冲

[**按揉方法**] 用左手拇指指腹揉捻右太冲,有酸胀感为宜,1 分钟后再换右手拇指指腹揉捻左太冲 1 分钟。

悬钟

[**位置**] 位于小腿外侧,外踝尖上 3 寸,腓骨前缘,左右

各一穴。

[**作用**]疏肝解郁,活血通络。对于髓海不足引起的半身不遂、颈项强痛、胁肋疼痛,痴呆,中风等病证有良好的疗效。经常敲打悬钟有降压的功效。

[**按揉方法**]食指尖点压按摩,或大拇指或中指按压轻揉,至局部酸胀感为度。

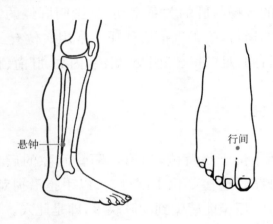

行间

[**位置**]在足背侧,当第 1、2 趾间,趾蹼缘的后方赤白肉际处。左右各一穴。

[**作用**]生风化火。适于遗尿、淋疾、疝气、胸胁满痛、呃逆、咳嗽、头痛、眩晕、目赤痛、青盲、中风、癫痫、失眠、口㖞、宿醉不适、眼部疾病、腿抽筋、夜尿症、肝脏疾病、腹气上逆、肋间神经痛、黏膜炎等病证。

[**按揉方法**]按摩的时候,用大拇指点按在行间的位置,轻轻按揉 3 分钟左右,稍微用力,以感觉压痛为度。如

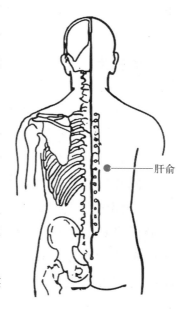

肝俞

果是懒得用手按,也可以光脚,用一只脚的拇趾去踩另一只脚的行间位置,这样时不时踩一下,也能够起到疏肝理气的作用。

肝俞

[**位置**]位于人体的背部脊椎旁,第9胸椎棘突下,左右二指宽处,左右各一穴。

[**作用**]疏肝理气、降火退热、益肝明目、行气止痛,可缓解治疗肝病、失眠、吐血、目眩等。

[**按揉方法**]用掌根部按揉肝俞,力度以能承受为主。

⟲ 艾灸疗法

艾灸以其温热之性,作用于体表经穴,通透诸经,激发经气,进而调理气机,使气得宣、郁得解,故可改善气郁体质。

[**常用穴位**]太冲、肝俞、期门、膻中等。

[**方法**]一般采用悬灸,每天灸1次,每次施灸时间为15～30分钟,至局部皮肤产生红晕为度,可以借助温灸器,隔日1次,10天为1个疗程。

⟲ 循行经络拍打

选取足厥阴肝经的循行路线,进行经络敲打,每次敲打

1 个来回,每日 2 次,10 天 1 个疗程。

运动养生

　　气郁质是由于长期情志不畅、气机郁滞而成,运动的目的是调整气机,舒畅情志。跑步、登山、打球、器械健身、游泳、武术等可鼓动气血,抒发肝气,出汗后有促进食欲、改善情志的作用。也可以进行垂钓、下棋、气功、瑜伽、打坐等。

　　气郁体质人群宜动不宜静,适合户外活动,如多安排外出旅游,既欣赏了自然美景,又陶冶情操、舒畅了情志。再者应多参加群体性体育运动项目,如太极拳、气功、瑜伽、跳舞等;强壮功、放松功、"六字诀"中的"嘘"字功等养生功法,也有开郁导滞、调理气机的作用,练习时应着意加强呼吸吐纳的锻炼。

　　气郁体质者运动项目选择一定要强调与个人爱好和兴趣培养相结合,但不可做剧烈、超负荷的运动,一定要让肝舒展,多做舒展侧体的动作,比如一些伸拉运动。

特禀质的中医养生

特禀质的体质特征

　　过敏是生活中司空见惯、习以为常的现象,过敏给生活、身体带来了诸多不便。而容易过敏的人，在中医体质学上，属于特禀体质。如对鱼过敏、虾过敏、桃过敏、小麦过敏、荞麦面过敏等特禀质人群。如果不从体质角度考虑，就只是防过敏，其实有些过敏是防不了的，有人螨虫过敏，是不是把这个屋子里的螨虫清理之后他才能进去呢？这不现实。很多过敏原是切不断的。大千世界过敏原太多，防不胜防。如果能认识到自身是过敏体质，那么就可以改变自己的过敏体质，而不仅仅是去阻断过敏原，这样我们就从根本上改变了过敏状态。育龄期的男女若是过敏体质，大多会遗传给子女。因此，在备孕备育过程中，应积极调整体质状态，孕育健康子女。

一般来说，特禀质主要有以下几个方面的特征：

[**总体特征**] 先天失常，以生理缺陷、过敏反应等为主要特征。

[**形体特征**] 过敏体质者一般无特殊；先天禀赋异常者或有畸形，或有生理缺陷。

[**常见表现**] 过敏体质者常见哮喘、风团、咽痒、鼻塞、喷嚏等症状；患遗传性疾病者有垂直遗传、先天性、家族性特征；患胎传性疾病者具有母体影响胎儿个体生长发育及相关疾病特征。

[**心理特征**] 随禀质不同情况各异。

[**发病倾向**] 易患哮喘、荨麻疹、花粉症及药物过敏等；遗传性疾病如血友病、先天愚型等；胎传性疾病如五迟（立迟、行迟、发迟、齿迟和语迟）、五软（头软、项软、手足软、肌肉软、口软）、解颅、胎惊等。

[对外界环境适应能力] 适应能力差,如过敏体质者对易致过敏季节适应能力差,易引发宿疾。

起居调摄

环境起居

因为特禀质是一种过敏性体质,而过敏是因为身体的免疫系统出现调节紊乱,若不及时干预,非常容易引起其他系统的问题,因此特禀质的育龄期男女在环境起居上面,应注意在过敏季节少户外活动,尽量避免接触冷空气及明确知道的过敏物质;居室常通风,保持空气清新。

避免过敏原的刺激,生活环境中接触的物品如枕头、棉被、床垫、地毯、窗帘、衣橱易附有尘螨,应常清洗、日晒以防引起过敏。外出也要避免处在花粉及粉刷油漆的空气中,以免刺激而诱发过敏病证。处在备孕备育阶段的特禀质夫妇,应保持室内环境的干净,避免猫、狗等小动物的接触;室外活动时,应避免长时间暴露于花、树木集中的公园等地方。

饮食调养

育龄期特禀质男女应根据个体实际情况制定保健食谱,避免使用过敏食物,减少发作机会。少食荞麦(含致敏物质荞麦荧光素)、蚕豆、白扁豆、牛肉、鹅肉、鲤鱼、虾、蟹、茄子、酒、辣椒、浓茶、咖啡等。建议备孕期的特禀质夫妇应饮食清淡,避免大量摄入肉类、海鲜等食物。

食疗药膳

红枣山药粥

[**功效**] 补血益气,过敏体质食用还可提高自身免疫力,有效预防感冒等疾病。

[**材料**] 红枣 30 克,粳米 100 克,山药 250 克,白糖适量。

[**制作**] 红枣放入温水中泡软,洗净后去核切成丁备用;山药去皮洗净后切成丁,和红枣丁放入一起,加适量白糖拌匀,腌制 30 分钟备用;粳米洗净,倒入锅中,加适量清水,武火煮沸后改文火熬煮成粥;将腌好的红枣丁和山药丁倒入锅中,继续煮 10 分钟即可。

固表粥

[**功效**] 温肺化饮,祛风通窍。

[**材料**] 乌梅 15 克,黄芪 20 克,防风 10 克,冬瓜皮 30 克,当归 12 克,粳米 100 克。

[**制作**] 将上五味药(乌梅、黄芪、防风、冬瓜皮、当归)放砂锅中加水慢煎成浓汁,取汁加水煮粳米成粥,加冰糖趁热食用。

韭菜饮

[**功效**] 益肾补虚,适用于不明原因的过敏性荨麻疹。

[**材料**] 韭菜 150 克,白酒 1 盅。

[**制作**] 将韭菜洗净切段,加入白酒和水,放砂锅中煎煮成汤液即可。

精神调适

清净立志、开朗乐观、心理平衡。特禀质的人经常出现过敏,过敏症是一种慢性疾病,会反反复复地发生,在这个过程中,患者的心态会发生很大的变化,效果调整不好,同样会出现一些情绪或者性格上的变化。所以特禀质的人,在精神方面的养生同样尤为重要。由于身体出现了缺陷,就很容易出现悲观、消极、胆怯的性格,不愿与人交往,甚至从此意志消沉,丧失生活信心,在生活上不能自理,在人格上不能独立。在精神调适上,应该培养乐观情绪,做到精神愉悦,努力培养一个坚强的意志,独立自主,自力更生。生活中仍有很多美好,学会欣赏事物,与人为善。

药物调理

可常泡服黄芪、防风、乌梅、五味子,中成药可选择玉屏风散。必要时可中药调理或冬令膏方调理。

足浴

御外方

[组成] 黄精 30 克,党参 30 克,山药 20 克。

[用法] 将以上药物同入锅中,加水适量,煎煮 2 次,每次 30 分钟,合并滤液,倒入足浴器中,先熏蒸再足浴,每晚 1 次。15 天为 1 个疗程。

[功效] 健脾补肾,增强抵抗力,防治抵抗力下降。

补气扶正方

[组成] 黄芪 30 克,女贞子 30 克,枸杞 30 克。

[用法] 将以上药物同入锅中,加水适量,煎煮 2 次,每

次 30 分钟,合并滤液,倒入足浴器中,先熏蒸再足浴,每晚 1 次。15 天为 1 个疗程。

[**功效**] 健脾补肾,增强抵抗力,防治抵抗力下降。

滋肾固本方

[**组成**] 太子参 30 克,麦冬 30 克,天冬 20 克,生地黄 20 克。

[**用法**] 将以上药物同入锅中,加水适量,煎煮 2 次,每次 30 分钟,合并滤液,倒入足浴器中,先熏蒸再足浴,每晚 1 次。15 天为 1 个疗程。

[**功效**] 益气养阴,增强抵抗力,防治抵抗力下降。

经络腧穴保健

特禀体质人群易过敏,表现在胃肠道和皮肤上,故在经络养生过程中要体现遵循益气固表,养血消风的原则,在经络选择上以手阳明大肠经和手太阴肺经为主。

穴位保健

章门

[**位置**] 位于侧腹部,第 11 肋游离端的下方。左右各一穴。

[**作用**] 疏肝解郁,息风止痉。

[**按揉方法**] 用大拇指、食指直下掌根处像鱼一样的肉厚处部位,即鱼际,揉按穴位,并有胀痛的

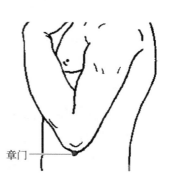

章门

感觉；左右两侧穴位，每次大约各揉按 13 分钟，也可以两侧穴位同时按揉。

血海

[位置] 位于大腿内侧，屈膝，在髌骨底内侧缘上 2 寸处，股四头肌内侧头的隆起处。简便取穴：患者屈膝，另一人以左手掌按于患者右膝髌骨上缘，第二至五指自然伸直，拇指约呈 45°倾斜，拇指尖下即是血海。左右各一穴。

[作用] 健脾化湿，调经统血。适于瘾疹、湿疹、丹毒等血热性皮肤病。

[按揉方法] 大拇指或中指按压，每次按压 5 分钟，每天 2 次，左右交替按揉，按压时以酸、麻、胀的感觉为度。

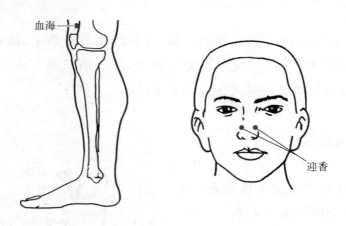

迎香

[位置] 位于面部，在鼻翼外缘中点旁开 0.5 寸，鼻唇沟中。左右各一穴。

[作用] 宣通鼻窍，理气止痛。适于鼻塞、口歪、口噤、

胆道蛔虫症等病证。

[**按揉方法**] 用食指指尖点压按摩, 以左右方向刺激, 每次 1 分钟。

神阙

[**位置**] 在腹部, 肚脐中央。

[**作用**] 息风开窍, 宁心安神。适于关节炎、肩周炎、坐骨神经痛、前列腺肥大、荨麻疹、过敏性鼻炎、周围性面神经麻痹、慢性溃疡性结肠炎等病证。

[**按揉方法**] 双手交叉重叠置于神阙上, 稍用力, 快速、小幅度的上下推动, 至局部有酸胀感为度。

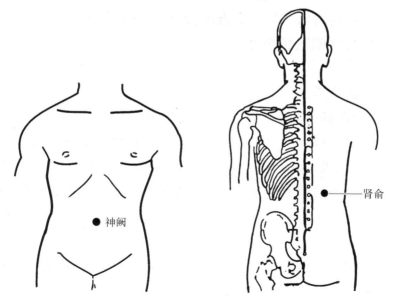

肾俞

[**位置**] 位于背部, 在腰部第 2 腰椎棘突下, 旁开 1.5

寸。左右各一穴。

[作用]强壮肾气,滋阴降火。适于腰痛、耳聋、耳鸣等;遗尿、遗精、阳痿等生殖泌尿系统疾病。

[按揉方法]双手握拳,拳心虚空,拳背轻贴肾俞,轻轻敲打。每次5分钟即可。

风门

[位置]位于背部,在第2胸椎棘突下,旁开1.5寸。左右各一穴。

[作用]运化膀胱经气血上达头部。适于伤风、咳嗽、发热头痛、项强、胸背痛等病证。

[按揉方法]食指尖点压按摩,或大拇指或中指按压轻揉,至局部酸胀感为度。

艾灸疗法

中医认为,过敏性疾患主要与风邪有关,根据"治风先治血,血行风自灭"的理念,艾灸手足阳明经、任督二脉可起到益气固表、调节气血、温经通络、养血润燥和祛风止痒之效;艾灸肺经具有调补肺气、补虚清热的功效,主治呼吸系统疾病及与气有关的疾病,对过敏性鼻炎、过敏性哮喘有效。

[常用穴位]足三里、曲池、合谷、迎香、太渊、关元、神阙、肾俞、肺俞等。

[方法]一般采用悬灸,每天灸1次,每次施灸时间为15~30分钟,至局部皮肤产生红晕为度,可以借助温灸器,

隔日 1 次,10 天为 1 个疗程。

运动养生

　　过敏体质的人群应避免在公园等运动场所长时间逗留,不宜在冬季进行户外锻炼,锻炼时应注意自身的反应,一旦有憋气、咳喘等不良反应及及时停止运动。

　　以室内运动为主,如瑜伽、气功、健身器材、健身操等。

　　过敏体质多由禀赋不足、后天损伤失养所致,所以通过运动的方式加强气血的循环,对增进免疫力,改善过敏体质有不错的效果。过敏体质人群应以室内运动为主,如瑜伽、气功、健身器械、健身操等,“六字诀”中的“吹”字功,可养护先天,培补肾精肾气。

　　如过敏原明确,在不接触过敏原的前提下也可做户外锻炼。有过敏性鼻炎的人,不宜在冬季进行户外锻炼。运动时应避免汗出当风,以不出汗或微微汗出为好;注意呼吸的均匀,采用腹式呼吸。

循行经络拍打

　　手太阴肺经——肺主肃降,又能帮助通调水道,输布津液于皮,起到滋润皮肤的效果,还能促进卫气抵御外邪。若肺经气血通畅,经气旺盛可以使人脏气通顺,避免感冒侵袭。拍打手太阴肺经是特禀质最好的保健方法。

　　具体方法:可平坐亦可站立,手握空拳,以掌根自肩膀前侧开始向下沿手臂内侧外缘拍打，过肘横纹桡侧，继续向下直至手掌大鱼际，以上为一次。每天循经拍打左右手臂各 100 次。力度要适中，可随时随地进行操作，不必拘泥。

附一
体质测评方法

九种体质测评方法(＜65岁)

➤ 判定方法

回答《中医体质分类与判定表》中的全部问题,每一问题按 5 级评分,计算原始分及转化分,依标准判定体质类型:

$$原始分＝各个条目的分会相加$$

$$转化分数＝[(原始分－条目数)/(条目数×4)]×100$$

➤ 判定标准

平和质为正常体质,其他 8 种体质为偏颇体质,判定标准见下表。

体质类型	条　　件	判定结果
平和质	● 转化分≥60 分 ● 其他 8 种体质转化分均＜30 分	是
	● 转化分≥60 分 ● 其他 8 种体质转化分均＜40 分	基本是
	不满足上述条件者	否

体质类型	条　　件	判定结果
偏颇体质	转化分≥40 分	是
	转化分 30～39 分	倾向是
	转化分＜30 分	否

示例 1

某人各体质类型转化分为：平和质 75 分，气虚质 56 分，阳虚质 27 分，阴虚质 25 分，痰湿质 12 分，湿热质 15 分，血瘀质 20 分，气郁质 18 分，特禀质 10 分。

根据判定标准，虽然平和质转化分≥60 分，但其他 8 种体质转化分并未全部＜40 分，其中气虚质转化分≥40 分，故此人不能判定为平和质，应判定为是气虚质。

示例 2

某人各体质类型转化分为：平和质 75 分，气虚质 16 分，阳虚质 27 分，阴虚质 25 分，痰湿质 32 分，湿热质 25 分，血瘀质 10 分，气郁质 18 分，特禀质 10 分。

根据判定标准，平质转化分≥60 分，同时，痰湿质转化分在 30～39 之间，可判定为痰湿质倾向，故此人最终体质判定结果基本是平和质，有痰湿质倾向。

➤ 中医体质分类与判定表(<65 岁)

平和质(A 型)

	没有 (根本不)	很少 (有一点)	有时 (有些)	经常 (相当)	总是 (非常)
(1) 您精力充沛吗?	1	2	3	4	5
(2) 您容易疲乏吗?*	1	2	3	4	5
(3) 您说话声音低弱无力吗?*					
	1	2	3	4	5
(4) 您感到闷闷不乐、情绪低沉吗?*					
	1	2	3	4	5
(5) 您比一般人耐受不了寒冷(冬天的寒冷,夏天的冷空调、电扇)吗?*					
	1	2	3	4	5
(6) 您能适应外界自然和社会环境的变化吗?					
	1	2	3	4	5
(7) 您容易失眠吗?*	1	2	3	4	5
(8) 您容易忘事(健忘)吗?*	1	2	3	4	5

注：标有 * 的条目需先逆向计分,即：1→5,2→4,3→3,4→2,5→1,再用公式转化分。

判断结果：□是　□倾向是　□否

气虚质(B 型)

	没有 (根本不)	很少 (有一点)	有时 (有些)	经常 (相当)	总是 (非常)
(1) 您容易疲乏吗?	1	2	3	4	5
(2) 您容易气短(呼吸短促,接不上气)吗?					
	1	2	3	4	5

	没有 (根本不)	很少 (有一点)	有时 (有些)	经常 (相当)	总是 (非常)
(3) 您容易心慌吗？	1	2	3	4	5
(4) 您容易头晕或站起时晕眩吗？					
	1	2	3	4	5
(5) 您<u>比别人</u>容易患感冒吗？	1	2	3	4	5
(6) 您喜欢安静、懒得说话吗？					
	1	2	3	4	5
(7) 您说话声音低弱无力吗？	1	2	3	4	5
(8) 您<u>活动量稍大</u>就容易出虚汗吗？					
	1	2	3	4	5

判断结果：□是　□倾向是　□否

阳虚质（C 型）

	没有 (根本不)	很少 (有一点)	有时 (有些)	经常 (相当)	总是 (非常)
(1) 您手脚发凉吗？	1	2	3	4	5
(2) 您胃脘部、背部或腰膝部怕冷吗？					
	1	2	3	4	5
(3) 您感到怕冷、衣服<u>比别人</u>穿得多吗？					
	1	2	3	4	5
(4) 您<u>比一般人</u>耐受不了寒冷(冬天的寒冷,夏天的冷空调、电扇 等)吗？					
	1	2	3	4	5

续　表

	没有 (根本不)	很少 (有一点)	有时 (有些)	经常 (相当)	总是 (非常)
(5) 您比别人容易患感冒吗？					
	1	2	3	4	5
(6) 您吃(喝)凉的东西会感到不舒服或者怕吃(喝)凉东西吗？					
	1	2	3	4	5
(7) 您受凉或吃(喝)凉的东西后,容易腹泻(拉肚子)吗？					
	1	2	3	4	5

判断结果：□是　□倾向是　□否

阴虚质（D 型）

	没有 (根本不)	很少 (有一点)	有时 (有些)	经常 (相当)	总是 (非常)
(1) 您感到手脚心发热吗？	1	2	3	4	5
(2) 您感觉身体、脸上发热吗？					
	1	2	3	4	5
(3) 您皮肤或口唇干吗？	1	2	3	4	5
(4) 您口唇的颜色比一般人红吗？					
	1	2	3	4	5
(5) 您容易便秘或大便干燥吗？					
	1	2	3	4	5
(6) 您面部两颧潮红或偏红吗？					
	1	2	3	4	5

	没有 (根本不)	很少 (有一点)	有时 (有些)	经常 (相当)	总是 (非常)
(7) 您感到眼睛干涩吗?	1	2	3	4	5
(8) 您感到口干咽燥、总想喝水吗?					
	1	2	3	4	5

判断结果:□是　□倾向是　□否

痰湿质(E 型)

	没有 (根本不)	很少 (有一点)	有时 (有些)	经常 (相当)	总是 (非常)
(1) 您感到胸闷或腹部胀满吗?					
	1	2	3	4	5
(2) 您感到身体沉重不轻松或不爽快吗?					
	1	2	3	4	5
(3) 您腹部肥满松软吗?	1	2	3	4	5
(4) 您有额部油脂分泌多的现象吗?					
	1	2	3	4	5
(5) 您上眼睑比别人肿(上眼睑有轻微隆起的现象)吗?					
	1	2	3	4	5
(6) 您嘴里有黏黏的感觉吗?					
	1	2	3	4	5
(7) 您平时痰多,特别是咽喉部总感到有痰堵着吗?					
	1	2	3	4	5

	没有 （根本不）	很少 （有一点）	有时 （有些）	经常 （相当）	总是 （非常）
（8）您舌苔厚腻或有舌苔厚厚的感觉吗？					
	1	2	3	4	5

判断结果：□是　□倾向是　□否

湿热质（F 型）

	没有 （根本不）	很少 （有一点）	有时 （有些）	经常 （相当）	总是 （非常）
（1）您面部或鼻部有油腻感或者油亮发光吗？					
	1	2	3	4	5
（2）您容易生痤疮或疮疖吗？ 1		2	3	4	5
（3）您感到口苦或嘴里有异味吗？					
	1	2	3	4	5
（4）您大便黏滞不爽、有解不尽的感觉吗？					
	1	2	3	4	5
（5）您小便时尿道有发热感、尿色浓（深）吗？					
	1	2	3	4	5
（6）您带下色黄（白带颜色发黄）吗？（限女性回答）					
	1	2	3	4	5
（7）您的阴囊部位潮湿吗？（限男性回答）					
	1	2	3	4	5

判断结果：□是　□倾向是　□否

血瘀质(G 型)

	没有 (根本不)	很少 (有一点)	有时 (有些)	经常 (相当)	总是 (非常)
(1) 您的皮肤在不知不觉中会出现青紫瘀斑(皮下出血)吗?					
	1	2	3	4	5
(2) 您两颧部有细微红丝吗?					
	1	2	3	4	5
(3) 您身体上有哪里疼痛吗?					
	1	2	3	4	5
(4) 您面色晦暗或容易出现褐斑吗?					
	1	2	3	4	5
(5) 您容易有黑眼圈吗?	1	2	3	4	5
(6) 您容易忘事(健忘)吗?	1	2	3	4	5
(7) 您口唇颜色偏暗吗?	1	2	3	4	5

判断结果:□是　□倾向是　□否

气郁质(H 型)

	没有 (根本不)	很少 (有一点)	有时 (有些)	经常 (相当)	总是 (非常)
(1) 您感到闷闷不乐、情绪低弱吗?					
	1	2	3	4	5
(2) 您容易精神紧张、焦虑不安吗?					
	1	2	3	4	5

续　表

	没有 (根本不)	很少 (有一点)	有时 (有些)	经常 (相当)	总是 (非常)
(3) 您多愁善感、感情脆弱吗？		1	2	3	4	5
(4) 您容易感到害怕或受到惊吓吗？					
		1	2	3	4	5
(5) 您胁肋部或乳房胀痛吗？					
		1	2	3	4	5
(6) 您无缘无故叹气吗？	1	2	3	4	5
(7) 您咽喉部有异物感，且吐之不出、咽之不下吗？					
		1	2	3	4	5

判断结果：□是　□倾向是　□否

特禀质（Ⅰ型）

	没有 (根本不)	很少 (有一点)	有时 (有些)	经常 (相当)	总是 (非常)
(1) 您没有感冒时也会打喷嚏吗？					
		1	2	3	4	5
(2) 您没有感冒时也会鼻塞、流鼻涕吗？					
		1	2	3	4	5
(3) 您有因季节变化、温度变化或异味等原因而咳喘的现象吗？					
		1	2	3	4	5

	没有 (根本不)	很少 (有一点)	有时 (有些)	经常 (相当)	总是 (非常)
(4) 您容易过敏(对药物、食物、气味、花粉或在季节交替、气候变化时)吗？					
	1	2	3	4	5
(5) 您的皮肤容易起荨麻疹(风团、风疹块、风疙瘩)吗？					
	1	2	3	4	5
(6) 您的皮肤因过敏出现过紫癜(紫红色瘀点、瘀斑)吗？					
	1	2	3	4	5
(7) 您的皮肤一抓就红，并出现抓痕吗？					
	1	2	3	4	5

判断结果：□是　　□倾向是　　□否

老年人体质测评方法(≥65 岁)

➢ 老年人中医体质判定

　　国家中医药管理局制订了《老年版中医体质分类与判定》标准，根据《老年人中医药健康管理服务记录表》前 33 项问题采集信息，每一问题按 5 级评分，依据体质判定标准判定体质类型。

老年人中医药健康管理服务记录表

姓名 □□□-□□□□□

编号：

请根据近一年的体验和感觉，回答以下问题	没有（根本不/从未没有）	很少（有一点/偶尔）	有时（有些/少数时间）	经常（相当/多数时间）	总是（非常/每天）
(1) 您精力充沛吗？（指精神头足，乐于做事）	1	2	3	4	5
(2) 您容易疲乏吗？（指体力较差，稍微活动一下或做一点家务劳动就感到累）	1	2	3	4	5
(3) 您容易气短，呼吸短促，接不上气吗？	1	2	3	4	5
(4) 您说话声音低弱无力吗？（指说话没有力气）	1	2	3	4	5
(5) 您感到闷闷不乐、情绪低沉吗？（指心情不愉快，情绪低落）	1	2	3	4	5
(6) 您容易精神紧张，焦虑不安吗？（指遇事心情紧张）	1	2	3	4	5
(7) 您因为生活状态改变而感到孤独、失落吗？	1	2	3	4	5

续　表

请根据最近一年的体验和感觉，回答以下问题	没有（根本不/从来没有）	很少（有一点/偶尔）	有时（有些/少数时间）	经常（相当/多数时间）	总是（非常/每天）
(8) 您易感到害怕或受到惊吓吗？	1	2	3	4	5
(9) 您感到身体超重不轻松吗？（感觉身体沉重）{BMI指数=体重(kg)/[身高(m)]²}	1 (BMI<24)	2 (24≤BMI<25)	3 (25≤BMI<26)	4 (26≤BMI<28)	5 (BMI≥28)
(10) 您眼睛干涩吗？	1	2	3	4	5
(11) 您手脚发凉吗？（不包含周围温度低或穿的少导致的手脚发冷）	1	2	3	4	5
(12) 您胃脘部、背部或腰膝部怕冷吗？（指上腹部、背部、腰部或膝关节等，有一处或多处怕冷）	1	2	3	4	5
(13) 您比一般人耐受不了寒冷吗？（指比别人容易害怕冬天或是夏天的冷空调、电扇等）	1	2	3	4	5

续 表

请根据近一年的体验和感觉，回答以下问题	没有（根本不/从来没有）	很少（有一点/偶尔）	有时（有些/少数时间）	经常（相当/多数时间）	总是（非常/每天）
（14）您容易患感冒吗？（指每年感冒的次数）	1 一年＜2次	2 一年感冒2～4次	3 一年感冒5～6次	4 一年8次以上	5 几乎每月都感冒
（15）您没有感冒时也会鼻塞，流鼻涕吗？	1	2	3	4	5
（16）您有口黏口腻，或睡眠打鼾吗？	1	2	3	4	5
（17）您容易过敏（对药物、食物、气味、花粉或在季节交替、气候变化时）吗？	1 从来没有 一年1,2次	2 一年1,2次	3 一年3,4次	4 一年5,6次	5 每次遇到上述原因都过敏
（18）您的皮肤容易起荨麻疹吗？（包括风团、风疹块、风疙瘩）	1	2	3	4	5
（19）您的皮肤在不知不觉中会出现青紫瘀斑，皮下出血吗？（指皮肤在没有外伤的情况下出现一块青一块紫的情况）	1	2	3	4	5

续 表

请根据近一年的体验和感觉，回答以下问题	没有（根本不/从来没有）	很少（有一点/偶尔）	有时（有些/少数时间）	经常（相当/多数时间）	总是（非常/每天）
（20）您的皮肤一抓就红，并出现抓痕吗？（指被指甲或钝物划过后皮肤的反应）	1	2	3	4	5
（21）您皮肤或口唇干吗？	1	2	3	4	5
（22）您有肢体麻木或固定部位疼痛的感觉吗？	1	2	3	4	5
（23）您面部或鼻部有油腻感或者亮发光吗？（指脸上或鼻子）	1	2	3	4	5
（24）您面色或目眶晦黯，或出现褐色斑块/斑点吗？	1	2	3	4	5
（25）您有皮肤湿疹、疮疖吗？	1	2	3	4	5
（26）您感到口干咽燥、总想喝水吗？	1	2	3	4	5
（27）您感到口苦或嘴里有异味吗？（指口苦或口臭）	1	2	3	4	5

续　表

请根据近一年的体验和感觉，回答以下问题	没有（根本不/从来没有）1	很少（有一点/偶尔）2	有时（有些时间/少数时间）3	经常（相当多数时间）4	总是（非常/每天）5
(28) 您腹部肥大吗？（指腹部脂肪肥厚）	1（腹围<80 cm，相当于2.4尺）	2（腹围80~85 cm，2.4~2.55尺）	3（腹围86~90 cm，2.56~2.7尺）	4（腹围91~105 cm，2.71~3.15尺）	5（腹围>105 cm，3.15尺）
(29) 您吃（喝）凉的东西会感到不舒服或者怕吃（喝）凉的东西吗？（指不喜观吃凉的食物，或吃了凉的食物后会不舒服）	1	2	3	4	5
(30) 您有大便黏滞不爽、解不尽的感觉吗？（大便容易黏在马桶上）	1	2	3	4	5
(31) 您容易大便干燥吗？	1	2	3	4	5
(32) 您舌苔腻或有舌苔厚的感觉吗？（如果自我感觉不清楚可由调查员观察后填写）	1	2	3	4	5

续 表

请根据近一年的体验和感觉,回答以下问题	没有（根本不/从来没有）	很少（有一点/偶尔）	有时（有些/少数时间）	经常（相当/多数时间）	总是（非常/每天）
	1	2	3	4	5
(33) 您舌下静脉瘀紫或增粗吗？（可由调查员辅助观察后填写）					

体质类型	气虚质	阳虚质	阴虚质	痰湿质	湿热质	血瘀质	气郁质	特禀质	平和质
体质辨识	1. 得分 2. 是 3. 倾向是	1. 得分 2. 是 3. 倾向是	1. 得分 2. 是 3. 倾向是	1. 得分 2. 是 3. 倾向是	1. 得分 2. 是 3. 倾向是	1. 得分 2. 是 3. 倾向是	1. 得分 2. 是 3. 倾向是	1. 得分 2. 是 3. 倾向是	1. 得分 2. 是 3. 基本是

体质判定标准表

体质类型及对应条目	条　　件	判定结果
气虚质(2)(3)(4)(14) 阳虚质(11)(12)(13)(29) 阴虚质(10)(21)(26)(31) 痰湿质(9)(16)(28)(32) 湿热质(23)(25)(27)(30) 血瘀质(19)(22)(24)(33) 气郁质(5)(6)(7)(8) 特禀质(15)(17)(18)(20)	各条目得分相加之和≥11分	是
	各条目得分相加之和为9~10分	倾向是
	各条目得分相加之和≤8分	否
平和质(1)(2)(4)(5)(13) (其中,(2)(4)(5)(13)反向 计分,即 1→5,2→4,3→3, 4→2,5→1)	各条目得分相加之和≥17分,同时其他8种体质得分均≤8分	是
	各条目得分相加之和≥17分,同时其他8种体质得分均≤10分	基本是
	不满足上述条件者	否

➢ 注意事项

信息采集:提醒受试者以一年内的感受与体验为判断依据,而非即时感受。参照括号内的描述向受试者解释其不能理解的条目,但不能主观引导受试者的选择。

表格填写:逐条逐项填写,杜绝漏填。每一个问题只能选一个选项,在最符合的选项上划"√"。如出现规律性选项等情况,需要核实。

体质判定:偏颇体质正向计分,平和质有 4 个条目反向计分(即 1→5,2→4,3→3,4→2,5→1)。判定平和质时,除了达到得分条件外,同时其他 8 种体质得分均≤10 分。当每种体质得分相加均≤8 分,出现无法判断体质类型等情况,则需 2 周后重新填写。

附二
曙光医院治未病中心
医生门诊信息

张晓天

高血压、亚健康专家门诊：周三上午（东院）、周四下午（西院）

朱蕴华

糖尿病专家门诊：周一、周四上午（东院）

郑 珏

脂肪肝专病门诊：周二全天（东院）

郭丽雯

便秘专病门诊：周五全天（东院）

汤峥丽

高血压专病门诊：周一、周四下午（东院）

王 莹

冠心病专病门诊：周三下午（东院）

亚健康专病门诊：周三上午（东院）